中医妇科病诊疗经验

诊疗经验

山西名医名派经验传承资源库
中医名家临证实录丛书（第三辑）

孙久龄 顾问

张雪娟 郝建军 编著

山西出版传媒集团
山西科学技术出版社
·太原·

出版者的话

1.本书用药配伍和药物剂量为作者个人的临床经验，读者一定要在专业医生的指导下辨证应用，不可盲目照搬书中内容。

2.本书中涉及的贵重药或野生动物类药，如穿山甲等，请注意使用替代品。

山西科学技术出版社

前　言

中医是中华文明的瑰宝，包含了中华民族几千年来的健康养生理念、实践经验，凝聚着中华民族的博大智慧，也是中华民族千百年来科技文化传承的缩影。它是古代自然哲学与天文、地理、气象等知识的结晶，是对医疗经验和中国古代自然哲学思想的融会贯通。习近平总书记曾强调，要做好中医药守正创新、传承发展工作，建立符合中医药特点的服务体系、服务模式、管理模式、人才培养模式，使传统中医药发扬光大。发展中医事业离不开学术思想传承，挖掘名老中医药专家经验是其学术传承的一种方法。孙久龄名中医是我院的一块瑰宝，通过收集孙教授近年的来临证案例等，整理成《中医妇科病诊疗经验》一书。

孙久龄，女，生于1937年，天津市人，山西省妇幼保健院主任医师，兼任山西医科大学教授，曾任山西省中医药学会理事、妇科分会副主任委员，山西省性学会常务理事、性医学专业副主任委员，《山西中医》杂志编委等。1963年于天津中医学院（现"天津中医药大学"）毕业后分配至太原市中医医院（太原市中医研究所），1983年调至山西省妇幼保健院任中医妇科主任，从事中医妇科临床、教学、科研工作，在中西医结合治疗妇科内分泌疾病方面颇有建树。撰写专著《妇科证治》一部，研制出"妇宁冲剂""催乳灵冲剂""调经Ⅰ～Ⅲ号方"等院内制剂，研制出"药物电热腹带""药物短裤""药物型卫生巾"等妇科医疗保健用品。

本书是山西省妇幼保健院山西省名中医孙久龄工作室的医疗保健实践经验的总结和提炼。本书包括孙久龄主任对妇女特殊生理阶段的中医认识和对妇科常见疾病的中医诊疗思想。第一章讲述女性的特殊生理，根据孙教授在《妇科证治》中总结的"心（脑）—肾—天癸—冲脉—胞宫生理模式"中医女性生理示意图，阐述了女性生理调节机制与脏腑功能、经络、气血的关系。第二至第十一章讲述孙教授在临床工作中治疗妇科常见10种疾病的临证经验，阐述其对于疾病的认识，重在辨证调周期，辨证和辨体相结合；治疗措施上内治、外治并用；在健康管理方面，孙教授提出预防、治疗和康复俱重。本书提供了本工作室在临床实践中对妇女健康问题切实有效的协定综合解决方案，并附有翔实的医案及分析，具有较高的临床实用价值。

目　录

附表：中医体质量表及评分标准·················· **209**

第一章　女性生理调节机制的中医认识

　　孙教授认为女性生理是脏腑、经络、气血功能活动的集中体现，以脏腑、经络为本，以气血为用，并在此基础上总结出"心（脑）—肾—天癸—冲脉—胞宫生理模式"中医女性生理示意图（图1-1），其中分别阐述了女性生理与脏腑功能，女性生理与经络、气血的关系。

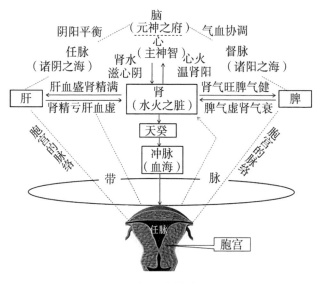

图 1-1　中医女性生理示意图

孙教授在多年临床实践中，运用中医和西医两大医疗体系，发挥各自长处，取长补短，以西医的女性生理性腺轴"下丘脑—垂体—卵巢—子宫性腺轴"的模式，根据中医理论总结出的"心（脑）—肾—天癸—冲脉—胞宫生理模式"中医女性生理示意图，把散在的中医理论较完善地充实其内，以西医的模式表达，是中西医结合的体现。

一、女性生理与脏腑功能

脏腑功能活动以精、气、血、津液为本，此类物质亦是女性生理活动的物质基础，由于此等精微物质由脏腑功能所化生，故脏腑功能和女性生理活动密切相关，其中尤以肾在生殖方面最为重要。

（一）肾是女性生理活动的根本

肾藏精，主生殖。肾所藏之精，包括先天之精和后天之精。先天之精是禀受于父母，构成胚胎的原始物质，是生长发育的先天之本，如《灵枢经》云："两神相搏，合而成形，常先身生，是谓精。"同时也指出，人体本身有繁可殖后代的"生殖之精"。后天之精是人出生以后获取营养物质所化生的精微物质，具有滋养全身脏腑组织器官，维持人体生命活动，促进生长发育的功能。肾藏精，指肾具有生成、贮藏和施泄精气的功能，而以贮藏为主，使精不无故流失。精藏于肾，依赖肾气的开阖作用以发挥其主生殖的生理功能。

先天之精要继续发挥其生命力，必须有赖后天之精的不断充养，而后天之精的化生又必须依靠先天之精的活力滋养。二者互相依存，相互资生，后天之精充盈，先天之精也自然充沛，机体活力和生殖能力旺盛，先天之精充足则后天之精才能源源不绝。精能化气，肾精所化之气即为肾气。肾精之所以能发挥作用，和肾气是分不开的。因此，肾精充沛则肾气旺盛，肾精不足则肾气随之减弱。

人的生殖能力、生长发育及衰老过程，主要是由肾的精气盛衰决定的。幼年开始由于肾的精气逐渐充盛，随之出现齿更发长等变化。青春期，肾的精气充盛，发育完全，产生了"天癸"。于是女子出现月经，按期排卵，可以孕胎。因此，可以说天癸是月经、胎孕的基础。胞宫司月经，孕育胎儿，肾精充盛，维系胞宫。人到老年时，肾精、气血渐衰，性机能随之减退，形体日渐衰老，"形坏而无子"。这说明肾的精气在人体生长发育和生殖能力方面的重要作用。

肾为冲任之本：冲脉为血海，汇聚其脏腑之血，使子宫满盈；任脉为阴脉之海，使所司之精、血、津液充沛。肾所藏先天之精和后天之精充足，则任通冲盛，血海满盈，冲脉盈泻有时，月经定期而至，若肾虚精血不足，冲任不通，则经断而无子。然而，冲任的通盛以肾气盛为前提，故冲任之本在肾。

肾为气血之根：血是月经的物质基础，气为血之帅，血为气之母，气血和调，经候如常。李士材《病机沙篆》曰："血之源头在于肾。"气血久虚，常须补肾益精以生血。《冯氏锦囊秘录》说："气之根，肾中之真阳也；血之根，肾中之真阴也。"阐述了肾有阴、阳二气，为气血之根。

肾为五脏阴阳之本：肾气调节机体的代谢和生理功能活动是通过肾中阴阳来实现的。《景岳全书·命门叙》云："命门为精血之海……为元气之根……五脏之阴气，非此不能滋；五脏之阳气，非此不能发。"说明肾在生殖生理方面具有重要作用。所以《傅青主女科》谓"经本于肾""经水出诸于肾"。

肾为天癸之源，主宰月经潮止。天癸男女皆有，是肾精、肾气充盛到一定程度时体内出现的可促进人体生长发育和生殖的一种精微物质。天癸来源于先天肾气，靠后天水谷精气的滋养而逐渐趋于成熟，此后又随肾气的虚衰而竭止。《黄帝内经·素问》曰："天癸者，阴精也。盖肾属水，癸亦属水，由先天之气蓄极而生，故谓阴精为天癸也。"《景岳全书·阴阳篇》云："元阴者，即无形之水，以长以立，天癸是也，强弱系之。"《类经》中指出："天癸者，言天一之阴气耳，气化为水，因名天癸……其在人身，是为元阴，亦曰元气……第气之初生，真阴甚微，及其既盛，精血乃王，故女必二七，男必二八而后天癸至，天癸既至，在女子则月事以时下……盖必阴气足而精血化耳。"说明天癸源于先天，藏之于肾，在肾气旺盛时期，肾中真阴不断充实，在后天水谷之精的滋养下化生并成熟泌至。对妇女来说，"天癸至"则"月事以时下，故有子"；"天癸竭，地道不通，故形坏而无子也"。说明天癸使任脉所司的精、血、津液旺盛、充沛、通达，并使冲脉在其作用下广聚脏腑之血，冲任二脉相资，血海满溢，月经来潮。因此，天癸主宰月经的潮与止。天癸是影响人体生长、发育与生殖的一种阴精，是"肾主生殖"的精微物质。

（二）肾与心是水火互济，阴阳互根的关系

肾居下焦属水，以阴为主，其性喜静，主藏精，主水；心居上焦属火，以阳为主，其性易动，主神志，主血脉。在生理情况

下，肾阴上济于心，以资助心阴，心肾之阴共同抑制心阳，使心阳不亢；心阳下交于肾，以资助肾阳，心肾之阳共同温煦肾阴，使肾水不寒。如此则心肾之阴阳上下交会，水火之间保持着互相制约与互相依存的对立统一关系。《石室秘录》指出胞宫为"心肾接续之关"，心气下通于肾，心肾相交，水火互济，阴阳平衡，血脉流畅，月事如常，将心、肾、胞宫有机地联系起来，构成调节女性生殖生理、阴阳气血的核心环节。如因某种原因，二者生理关系受到破坏，就会形成病变。

（三）肾与脑是精与髓的关系

肾藏精，精生髓，髓有骨髓与脊髓之分，髓上通于脑，脑由髓汇聚而成，《灵枢经》谓"脑为髓之海"。脑的功能主精神活动、意识思维，故称"脑为元神之府"。脑髓的生成来源于肾精，脑的功能活动赖于肾精的不断化生，由此可以说，人的思维活动是肾之功能的一个方面。如果肾精充足，脑髓充盈，则精力充沛，强劲多力，耳聪目明，思维灵敏。若肾精亏少，髓海不足，则倦怠神疲，腰酸膝软，目暗耳鸣，思维迟钝。

（四）肾与肝是精血互生、藏泄互用的关系

肾藏精，肝藏血。肾与肝主要表现为精和血的关系，精血为月经的物质基础。在生理方面，由于肝肾同居下焦，乙癸同源，为子母之脏，精血互生，肝需依赖肾中精气的气化才能行使其正常的生理功能；肾中精气的充盛又需肝血的不断供应滋养，使血化为精，肾精才能充盈。肝和肾都有阴有阳，二者相互依存，互相资生，保持着相对平衡。在病理方面，若肾精亏损，可导致肝血不足，肝血不足也可引起肾精亏损，肝、肾两脏，常是盛则同盛，衰则同衰。

肾主封藏与肝主疏泄之间，亦存在着相互制约、相辅相成的关系，影响着女子的月经，若二者失调，可出现女子月经周期失常、经量过多或者闭经等。

（五）肾与脾是先天与后天的关系

肾为先天之本，脾为后天之本，肾与脾是先天之本与后天之本的关系。肾藏精而主生殖，需赖脾吸收运化水谷精微。脾主运化输布精微，为气血生化之源、月经之本。脾的运化又必须赖肾阳（命门火）的温煦，才能发挥其消化和吸收作用。在生理方面，先天和后天相互配合，互相资生，互相促进，以维持人体的生命活动。在病理方面，如肾阳不足，不能温煦脾阳，则致脾阳不足。反之若脾阳不足，不能运化水谷精微以充养于肾，则肾精亏损，肾阳虚衰。

（六）胞宫与肾是承受、维系的关系

胞宫是女子特有的器官，其作用是主月经和孕育胎儿，具有蓄藏和排出经血的功能。胞宫有络脉与肾相通并承受肾气的维系。《黄帝内经素问》云："胞络者，系于肾。"在经脉上，冲、任、督三脉皆起于胞中，这样一来，肾、冲、任、胞宫之间就有了密切的联系。胞宫要正常发育并发挥主月经和孕育胎儿的生理功能必须要在肾气盛的前提下才能完成。

二、女性生理与经脉的关系

女性生理活动的主要表现是产生月经和孕育胎儿。胞宫是主月经和孕育胎儿的器官，它与奇经八脉中的冲、任、督、带有着

密切的联系，其生理功能主要是通过起源、循行路线和各自的功能而对十二经脉气血运行起到蓄溢和调节作用。

冲脉起于胞中，属于肝，是全身气血运行的要冲，能调节十二经气血，故冲脉有"十二经之海"和"血海"之称，其脉与足阳明胃经会于气冲，受后天水谷精微之供养，与肾脉相并，又受先天肾气的资助。人身先天之元气与后天水谷之精气皆汇聚于冲脉，对女性生理的发育和生殖功能的完善起着重要作用。故言"太冲脉盛，月事以时下，故有子"，可知冲脉为月经之本，主持月经。

任脉有"妊养""担任"之意，其脉起于胞中，属于肾，主一身之阴，凡精、血、津、液都属任脉总司，为人体妊养之本。然冲任皆起于胞中，必须是任通冲盛，精血才能应时而下。如王冰说："冲脉、任脉皆奇经脉也，肾气全盛，冲任流通，经血渐盈，应时而下。冲为血海，任主胞胎，二者相资，故能有子。"此言冲脉主月经，任脉主胞宫的发育和妊娠，两脉的生理功能是息息相关、相辅相成的。

督脉乃总督之意，有总领诸阳经之功能。其脉皆起于胞中，与任脉同出于会阴，分行前后。督脉行人身背后贯脊，属于肾，主一身之阳，肾为先天之本、元气之根，所以督脉又能维系人身元气。任脉行于人之前，主一身之阴。任督交会于龈交穴，循环往复，维持着阴阳脉气的相对平衡，并具有调节月经的正常来潮和经量，以及促进受孕的作用。

带脉始于季胁，绕身之周，状如束带，故名带脉。其功能为约束诸经，使经脉气血循行，保持常度。属于脾，加强经脉之间的联系，故冲、任、督三脉都要受带脉的约束，才能维持它们的正常功能。

胞宫有脉络上通于心，下通于肾，心主血，肾藏精，心肾的功能正常，经血能到达胞中，月经、胎孕正常。

三、女性生理与气血的关系

气与血是女性生理活动的两大基本要素，它既是功能，又是物质，可以说：气属阳，是功能，血属阴，是物质。月经、带下、胎孕、产育依赖气血生化。气分元气、宗气、营气、卫气，元气亦称真气，为各种气中最重要、最基本的一种。《灵枢经》："真气者，所受于天，与谷气并而充身也。"《难经》亦云："气者，人之根本也。"真气可以通过三焦分布全身，内灌脏腑，外达肌腠，无处不到。虽然各个脏腑各有其气，但必须受到真气的激发，才能各司所主，如肝气有生发之气，主疏泄；心有火热之气，主长养；脾有水谷之气，主运化；肺有清肃之气，主治节；肾有至阴之气，主收藏。

女性月经、带下、胎孕、产育的生理与人体元气及各脏腑之气密切相关，就脏腑之气而言，如《黄帝内经·素问》中所述"肾气盛，天癸至，任脉通，太冲脉盛，月事以时下，故有子"。说明肾气不仅是产生天癸、化生精血及受孕成胎系子的原动机能，而且肾气主收藏，封蛰精血，司二阴开阖，使经水按期来潮，化生带下，津津以润，健康胎孕。又如脾气运化水谷，化生有权，则气血充盛，上生乳汁，下化经水，受孕养胎，助产复康。

血是机体较多的物质之一，《景岳全书·血证》中说："血即精之属也，但精藏于肾，所蕴不多，而且富于冲，所至皆是。"可见精血同源，均属阴精物质，五脏藏精，而五脏亦与血密切相关，血化生于脾，总统于心，藏受于肝，宣布于肺，施泄于肾，灌溉一身，无所不至，以奉生身。又说："凡为七窍之灵，为四肢之用，为筋骨之和柔，为肌肉之丰盛，以至滋脏腑，安神魂，润颜色，充营卫，津液得以通行，二阴得以调畅，凡形质所在，无非血之用也。"古人言，女子以血为主，言其月经、带下、胎孕、产育的生理无不以血为基础。

气和血相互依附，同生共存，无气则血无以生，无血则气无以行，血无气不行，气非血不载，气血充盛，运行通畅，使机体各部功能协调，使女性之月经、带下、胎孕之生理正常。

由此可见，脏腑、经络、气血的功能不仅是维持机体生理活动的物质源泉，而且也是女性生理的基础。而月经、带下、胎孕、产育等则是女性机能活动的集中体现。因此，研究女性生理必须要了解脏腑、经络、气血、胞宫的各自功能和相互联系，才能掌握女性的正常生理状态，深入研究异常病理改变。

（郝建军）

第二章　多囊卵巢综合征

一、概述

多囊卵巢综合征（PCOS）是青春期及育龄期女性常见的妇科内分泌疾病之一。PCOS是一种以高雄激素血症、排卵障碍和卵巢多囊样改变为主要特征，集生殖、代谢及心理障碍为一体的生殖内分泌代谢性疾病。临床表现有月经紊乱、肥胖、多毛、痤疮、黑棘皮、不孕及孕后流产等。中医学将本病归属于"不孕""月经过少""月经后期""闭经""癥瘕"等范畴。

二、中医对本病的认识

中医认为本病的发病以肾为本，与脾、肝关系密切。本病主要以脏腑功能失调为本，以痰浊、瘀血阻滞为标，故临床表现多为虚实夹杂、本虚标实之证。其发病多与肾、脾、肝关系密切，但以肾虚、脾虚为主，加之痰湿、瘀血等病理产物作用于机体，导致"心（脑）—肾—天癸—冲任—胞宫"生殖轴功能紊乱而致病。或禀赋不足，素体羸弱，或早婚房劳，肾气受损，天癸乏源，血海空虚，而致月经稀少，甚至经闭不行而难以受孕；或素体肥胖，痰湿内盛，或饮食劳倦，或忧思过度，损伤脾气，脾失健运，痰湿内生，阻滞冲任胞脉，而致月经稀少或经闭不来，不能摄精受孕；或精神抑郁，或暴怒伤肝，情志不畅，肝气郁结，气滞则血瘀；或经期、产后调摄不慎，余血未尽，复感邪气，寒凝热灼而致血瘀，瘀阻冲任，闭阻胞脉，经血不能下达，而致闭经或不孕；或素性抑郁，或七情内伤，情志不遂，郁久化火，热扰冲任，冲任不调，气血失和，而致面部多毛、痤疮、月经紊乱、不孕。

三、孙久龄对本病的认识

孙教授认为本病的发病与肝、脾、肾关系密切，其基本病机在于肝郁脾虚，冲任失调。"女子……二七而天癸至，任脉通，太冲脉盛，月事以时下，故有子"，肾所藏生殖之精充盈，天癸得至，冲任脉通，月经方至，正所谓"经水出诸肾"。反之，若肾精不充，天癸不盈，冲任胞宫失养，可致月经后期甚至闭经，为经水不行之本；"女子以肝为先天"，肝主疏泄、主藏血，与女性的经、带、胎、产均有着密切的联系。肝失条达，疏泄失常，易致肝气郁滞，血行不畅，气血瘀阻于冲任胞宫，经血下行不利；脾为后天之本、气血生化之源，胞宫气血的满盈有赖于脾胃之后天的充养，而有"太冲脉盛，月事以时下"。若脾失健运，冲任气血乏源，甚或脾虚运化失司，导致水液运化不利，聚湿成痰，阻滞胞宫，导致冲任不畅，经血无以下行，而成月经后期、闭经。

四、孙久龄诊治本病的特色

孙教授从肾、肝、脾三脏立论，临证时常用疏肝健脾、补肾调经之法。结合多囊卵巢综合征患者多样化的临床表现，将临床常见证型概括为肾阴虚证、肾阳虚证、脾虚痰湿证、气滞血瘀证、肝郁化火证等五种证型。临证时以顺应月经周期，辨证施治为诊疗的核心，采用中药口服为主，中药灌肠、中药封包、穴位贴敷、针灸推拿诸法等综合治疗方案，内外结合，多途径治疗，促使机体恢复。达到临床治愈后，应通过中医体质辨识，予药物调摄、饮食、生活起居指导，预防复发。

（一）高雄激素血症诊治经验

孙教授采用芍药甘草汤治疗PCOS患者高雄激素血症屡见成效。孙教授强调治疗多囊卵巢综合征高雄激素血症重在调节肝、脾、肾等脏腑功能。肝"体阴而用阳"，主疏泄，主藏血，具有储藏血液、调节血量的生理功能，是女子月经的来源之一；肝性喜条达，恶抑郁，疏泄气机，调畅情志，肝气条达则血脉通畅，经候正常。妇人以血为本，若素性忧郁，或七情内伤，或他脏病变伤及肝木，则肝的功能失常，可致冲任不调，血行不畅，从而导致月经失调、痤疮、毛发浓密，甚则闭经。脾为后天之本、气血生化之源，又主运化、统血。脾的运化水谷功能正常，机体才能正常化生精、气、血、津液来濡养脏腑、经络、四肢百骸。若素体虚弱，或饮食无节制，损伤脾胃，脾虚则痰湿内生，痰湿下注，阻塞冲任，气血运行不畅，血海不能按时满溢，则导致月经延后，甚至闭经。肾为先天之本，"经水出诸肾"，肾气充盛，天癸得至，冲任脉通，方可经调。

芍药甘草汤源自东汉张仲景所著之《伤寒论》，具有柔肝养阴、解痉止痛的功效，是常用的缓急止痛之方，主营阴不足，肝脾不和，症见脘腹诸痛、四肢挛急等证候。芍药甘草汤药物组成仅芍药、甘草两味药，方中芍药酸苦微寒，滋阴养血；炙甘草甘温，补中缓急。一酸一甘，酸甘化阴，阴液恢复，筋脉得养，则脚挛急自伸。徐灵胎在《神农本草经百种录》中描述："芍药味苦……花大而荣，得春气为盛，而居百花之殿，故能收拾肝气，使归根反本，不至以有余肆暴，犯肺伤脾，乃养肝之圣药也。"《本草从新》中："芍药入肝脾血分……泻肝火……和血脉，收阴气，敛逆气，缓中止痛。"由此可见，芍药有养血柔肝、益阴敛气之效。甘草味甘性平，归心、肺、脾、胃经。《本草从新》中曰："生用气平，补脾胃不足而泻心火；炙用气温，补三焦元气而散表寒。入和剂则补益……入润剂则养阴血。"甘草有补脾益气、清热解毒、缓急止痛、祛痰止咳、缓和药性的功效，二药合用，一酸一甘，酸甘化阴，养阴柔肝，和血补脾，调和阴阳，肝脾功能恢复正常。

芍药甘草汤

赤芍　炒白芍　炙甘草

（二）辨证论治

1.肾虚证

（1）肾阴虚证

主要症状：月经初潮迟至，月经后期，量少，色淡质稀，渐至闭经，或月经延长，崩漏不止；头晕耳鸣，腰膝酸软。患者婚久不孕，形体瘦小，面额痤疮，唇周细须显现，手足心热，便秘溲黄。舌质红，少苔或无苔，脉细数。

治疗法则：滋肾填精，调经助孕。

基本方药：左归丸（《景岳全书》）。

熟地黄、山药、山茱萸、鹿角胶、龟甲胶、菟丝子、枸杞子、川牛膝。

常用加减：若胁胀痛者加柴胡、香附、白芍疏肝解郁，柔肝止痛；咽干、眩晕者，加玄参、牡蛎、夏枯草养阴平肝清热；心烦、失眠者，加五味子、柏子仁、夜交藤养心安神。

（2）肾阳虚证

主要症状：月经初潮迟至，月经后期，量少，色淡质稀，渐至闭经，或月经周期紊乱，经量多或淋沥不尽；形体较胖，腰痛时作。患者婚久不孕，头晕耳鸣，面部痤疮，性毛浓密，小便清长，大便时溏。舌淡，苔白，脉沉弱。

治疗法则：温肾益精，调经助孕。

基本方药：右归丸（《景岳全书》）。

熟地黄、山药、山茱萸、当归、杜仲、枸杞子、鹿角胶、菟丝子、肉桂、附子。

常用加减：若患者肾阴亏虚，致肾阴阳两虚，恐其辛热伤肾，去肉桂、附子，加阿胶；兼有月经不至或愆期，为痰湿阻滞脉络所致，可加半夏、陈皮、贝母、香附以理气化痰通络；兼见少腹刺痛不适，月经有血块而块出痛减者，为血滞，可酌加桃仁、红花以活血行滞。

外治法：

①穴位贴敷：五灵脂、白芷、川椒、熟附子、冰片等。

②针刺治疗：选取关元、子宫、中极、三阴交、足三里、次

髎、秩边、肾俞、命门等穴。采用补法，每日1次。

③穴位埋线：选取关元、子宫、肾俞、脾俞、三阴交等穴。间隔两周治疗1次，3~6次为一疗程。

④艾灸治疗：取关元、三阴交、肾俞、命门等穴，每日1次。

⑤中药封包：将黄芪30g、桂枝30g、吴茱萸60g、当归30g、川芎30g、小茴香30g、补骨脂30g、泽兰30g、延胡索30g等进行封包，治疗时将药包加热，放置于患者小腹部，具有补肾温经通络的作用。

2.脾虚痰湿证

主要症状：月经后期，量少色淡，或月经稀发，甚则闭经，形体肥胖，多毛，脘腹胀闷。头晕胸闷，喉间多痰，肢倦神疲；带下量多，婚久不孕。舌体胖大，色淡，苔厚腻，脉沉滑。

治疗法则：健脾化痰，除湿调经。

基本方药：苍附导痰丸（《广嗣纪要》）。

茯苓、半夏、陈皮、甘草、苍术、香附、天南星、枳壳、生姜、神曲。

常用加减：若月经不行，可加浙贝母、海藻、石菖蒲软坚散结，化痰开窍；痰湿已化，血滞不行者，加川芎、当归活血通络；脾虚痰湿不化者，加白术、党参以健脾祛湿；胸膈满闷者，加郁金、薤白以行气解郁。

外治法：

①中药封包：将香附30g、乌药30g、木香30g、陈皮30g、当归30g、白芍30g、苍术30g、石菖蒲30g、薏苡仁30g、益母草30g

等进行封包，治疗时将药包加热，放置于患者小腹部。具有健脾理气、化痰除湿通络的作用。

②穴位埋线：取气海、关元、脾俞、肾俞、三阴交、丰隆等穴，间隔两周治疗1次，3~6次为一疗程。

③艾灸：取气海、关元、脾俞等穴，每日1次。

④针刺治疗：取气海、关元、脾俞、肾俞、三阴交、丰隆等穴，采用平补平泻法，每日1次。

3.气滞血瘀证

主要症状：月经后期量少或数月不行，经行有块，甚则经闭不孕。精神抑郁，烦躁易怒，胸胁胀满，乳房胀痛。舌质暗红或有瘀点、瘀斑，脉沉弦涩。

治疗法则：理气行滞，活血化瘀。

基本方药：逍遥散（《太平惠民和剂局方》）合膈下逐瘀汤（《医林改错》）加减。

柴胡、黄芩、当归、白芍、白术、茯苓、薄荷、炙甘草、川芎、赤芍、牡丹皮、桃仁、红花、枳壳、延胡索、五灵脂、香附。

常用加减：经血不行者，加牛膝、泽兰等行血通经之品；寒凝血瘀，见小腹凉，四肢不温者，酌加肉桂、巴戟天以温阳通脉。

外治法：

①穴位贴敷：常用当归、川芎、小茴香、延胡索、蒲黄、五灵脂等。

②穴位埋线：取关元、子宫、肾俞、膈俞、足三里等穴，间隔两周治疗1次，3~6次为一疗程。

③针刺治疗：取关元、气海、三阴交、膈俞、中极、太冲、次髎等穴，采用泻法，每日1次。

④中药封包：将丹参40g、桃仁40g、红花40g、艾叶40g、黄芪30g、当归60g、川芎60g、木香30g、香附30g、益母草40g等进行封包，治疗时将药包加热，放置于患者小腹部。具有行气活血、化痰除湿通络的作用。

⑤中药泡洗：将益母草25g、川芎15g、乌药10g、赤芍15g等水煎去渣取液1000ml左右，再加清水适量，泡洗双足及下肢，药液浸润至足三里附近。每次30分钟，每日1次，20天为一个疗程。

4.肝郁化火证

主要症状：月经稀发，量少，甚则经闭不行，或月经紊乱，崩漏淋沥，经前胸胁、乳房胀痛。毛发浓密，面部痤疮，肢体肿胀，大便秘结，小便黄，带下量多，外阴时痒。舌红，苔黄厚，脉沉弦或弦数。

治疗法则：清热利湿，疏肝调经。

基本方药：丹栀逍遥散（《女科撮要》）。

牡丹皮、栀子、当归、白芍、柴胡、茯苓、白术、炙甘草、生姜、薄荷。

常用加减：湿热之邪阻滞下焦，大便秘结者，加大黄清利通便；肝气不舒，溢乳者，加夏枯草、炒麦芽以清肝回乳；胸胁满痛者，加郁金、王不留行以活血理气；月经不行者，加生山楂、牡丹皮、丹参以活血通经；肝经湿热而见月经不行，带下多，阴痒者，可选用龙胆泻肝汤。

外治法：

①穴位贴敷：常用柴胡、栀子、连翘、当归、川芎、小茴香、延胡索、香附等。

②穴位埋线：取气海、关元、脾俞、肾俞、三阴交、肝俞等穴，间隔两周治疗1次，3~6次为一疗程。

③针刺治疗：取神门、太冲、三阴交、期门、内关等穴，采用泻法，每日1次。

④中药封包：将香附30g、乌药30g、丹参30g、木香30g、陈皮30g、当归30g、白芍30g、苍术30g、石菖蒲30g、益母草30g等进行封包，治疗时将药包加热，放置于患者小腹部。具有健脾理气、化痰除湿通络的作用。

（三）中医体质辨识

孙教授认为，月经的至与竭受先天之精和后天环境的多重影响，多囊卵巢综合征的发病也与之密不可分，然而这些因素也是形成人体不同体质的重要条件。因此，孙教授在临床诊疗多囊卵巢综合征的过程中，注重辨病、辨证、辨体相结合的思想，将多囊卵巢综合征的患者分为痰湿质、气郁质、血瘀质三类。

1.痰湿质

平素体形肥胖、腹部肥满松软（膏人）；面部皮肤油脂较多，多汗且黏，胸闷，痰多。面色淡黄而暗，眼睑微浮，容易困倦，平素口黏腻或甜，身重不爽，喜食肥甘甜黏，大便正常或不实，小便不多或微混。性格偏温和稳重、恭谦和达，多善于忍耐。舌体胖大，苔白腻，脉滑。

治疗法则：健脾化痰，理气祛湿。

基本方药：苍附导痰汤（《广嗣纪要》）。

茯苓、半夏、陈皮、甘草、苍术、香附、天南星、枳壳、生姜、神曲。

中成药：参苓白术散。

饮食调养：多吃薏苡仁、山药、茯苓饼、葱、蒜、海藻、海带、海蜇、紫菜、竹笋、冬瓜、萝卜、金橘等食物；少吃李子、柿子、大枣、枇杷、甲鱼、海参、肥肉，以及甜、黏、油腻的食物。

2.气郁质

平素形体瘦者为多；对精神刺激适应能力较差，平素呈忧郁面貌，神情多烦闷不乐。胸胁胀满，或走窜疼痛，多伴善太息，或嗳气呃逆，或咽部有异物感，或乳房胀痛，睡眠较差，食欲减退，惊悸怔忡，健忘，痰多，大便多干，小便正常。性格内向不稳定、忧郁脆弱、敏感多疑。舌淡红、舌尖红，苔薄白，脉象弦细。

治疗法则：疏肝行气。

基本方药：柴胡疏肝散（《景岳全书》）。

陈皮、柴胡、川芎、枳壳、白芍、甘草、香附。

中成药：逍遥丸。

饮食调养：多吃小麦、高粱、香菜、葱、蒜、萝卜、洋葱、苦瓜、黄花菜、海带、海藻、山楂、槟榔、玫瑰花等行气、解郁、消食、醒神之品，少吃辛辣、油腻之品。

3.血瘀质

瘦人居多。平素面色晦暗，皮肤偏暗或色素沉着，容易出现瘀斑。多见痛经、闭经，或经血中多见凝血块，或经色紫黑有块、崩漏，或有出血倾向、吐血。口唇暗淡或紫，眼眶暗黑，鼻部暗滞，发易脱落，肌肤干。心情易烦，性格急躁、健忘。舌质暗，有点、片状瘀斑，舌下静脉曲张，脉象细涩或结代。

治疗法则：活血化瘀。

基本方药：桃红四物汤（《万氏女科》）。

川芎、当归尾、赤芍、牡丹皮、香附、延胡索、红花、桃仁、生地黄。

中成药：益母草颗粒。

饮食调养：多吃黑豆、香菇、茄子、油菜、羊血、芒果、海藻、海带、紫菜、萝卜、橙子、柚子、桃、李子、山楂、醋、玫瑰花、红糖、绿茶、葡萄酒等活血、行气、疏肝的食物；少吃肥猪肉等滋腻之品。

（四）顺应周期调经、促孕、保胎

月经期：月经期为由阳转阴的重要时期，重在排出经血，排泄重阳，通过转化，开始新的月经周期活动。因此，月经期主张活血调经之法，祛瘀生新，促进转化。因此月经期常运用活血调经之桃红四物汤、温经汤、少腹逐瘀汤等方进行加减；结合多囊卵巢综合征患者多以肾虚为主，与肝、脾密切相关，故常常伴有脾虚湿滞，用药多配伍苍术、木香、茯苓等行气化湿之品。

经后早期：经后期是肾阴天癸滋长的时期，此期又分为经后早期和经后晚期。多囊卵巢综合征患者周期紊乱的重要体现便是经后期延长，经后早期是结束行经期的阴阳转化后阴血持续恢复的早期，是阴长的关键时期，而多囊卵巢综合征在此时期并未达到阴长的高水平，没有奠定重阴必阳的物质基础。因此针对多囊卵巢综合征患者的治疗，在经后早期更应加重滋阴之力，以养血滋阴为主，兼顾疏肝调肝，使肝肾同调，促进精卵的发育。选方常用归芍地黄汤、养精种玉汤等滋阴养血方药加减，同时多合逍遥散、参苓白术散等方疏肝健脾。肾、肝、脾三脏同补同调，方可使阴长不至于乏源。

经后晚期：多囊卵巢综合征的治疗重在经后期滋补和疏泄，只有达到重阴水平，肾阴充足，肝之疏泄功能条达，方可为阴阳转化提供机会。在经后晚期，阴长已达到一定水平，逐渐达到重阴的阶段，方可为后续重阴必阳奠定基础。阴阳转化的前提在于阴阳互根，阴阳互根方可有阴长阳消之运动，因此经后晚期重在滋阴助阳，阴阳并调。选方常在归芍地黄汤、知柏地黄汤、滋肾生肝饮的基础上适当加入菟丝子、锁阳、肉苁蓉、紫河车、杜仲、巴戟天等滋肾助阳之品。

排卵期：排卵期是重阴必阳重要的转化时期，是月经周期演变中的转折时期，排出卵子，由阴转阳，结束转化运动，开始阳长。经间期所排之卵，是孕育生命的基础，必须以补肾来维护。因此排卵期需注重补肾助阳，调理气血，选方用药以补肾、促排卵为主。而排卵最重要的在于氤氲状的气血活动，因此在治疗时也应活血通络，增强气血活动，以促进排卵活动的顺利进行。

经前早期：经前期是阳长阴消的时期，包括经前早期和经前晚期。经前早期补肾助阳，扶助阳长，目的是维持阳长的顺利，选方以毓麟珠为主。多囊卵巢综合征患者多痰湿为患，若阳常不足，不能温化痰湿，可造成痰湿积聚，因此要注重补脾肾之阳，可选用健固汤、温土毓麟汤、温胞饮等健脾温肾。

经前晚期：整个经前期的阳长，目的在于调整子宫内膜，使其变得松软且有营养，为受孕或者行经做充分的准备。经前晚期是整个月经期中的重阳维持期，因此治疗时应注意助阳，维持重阳的继续；同时为保证月经的顺利排泄，保证阴阳顺利转化，更应助阳和理气并重，选方在毓麟珠的基础上合越鞠丸加减。

（五）心理疏导

由于激素紊乱、体形改变、不孕恐惧心理等多方面因素的联合作用，PCOS患者的生命质量降低，心理负担增加。心理疏导是借助言语的沟通技巧进行心理泄压和引导，从而改善个体的自我认知水平、提高其行为能力、改善个体自我发展的方法。在PCOS患者的临床诊疗过程中，相关的医务人员应在尊重隐私和良好沟通的基础上评估其心理状态并积极引导，调整、消除患者的心理障碍，并在必要时结合实际情况，通过咨询指导或互助小组等形式，给予患者合理的心理支持及干预，尤其是对有暴饮暴食、自卑及形体担忧的肥胖型PCOS患者。

五、预防

1.针对青春期月经失调、月经后期，甚至闭经的患者，应该进行性激素水平、葡萄糖耐量、胰岛素释放试验等检查，以便早发现高危青春期高发人群；同时根据体质评分量表进行体质评估，发现高危人群，对于痰湿、气郁血瘀体质的人提前给予中药干预。

2.对于体重管理比较困难的患者，选择引导和协助的方式，积极进行生活方式干预，包括营养指导和运动指导。同时，通过穴位埋线的方式帮助患者降低体重及体脂率，降低多囊卵巢综合征的发病率。

六、健康教育处方

1.如何监测基础体温：准备监测基础体温前需准备一支合适的水银体温计，每晚睡前将水银柱甩至35℃以下，并放置于床头易取处。推荐在早晨醒来的第一时间，或是每日固定时间进行监测。在没有任何运动、不进食的情况下测量口温，将体温计水银端置于舌下，避免外界温度的干扰，测量时间要大于5分钟，将所读的体温值记录。对于月经不调或者备孕的女性，可初步根据基础体温的波动判断排卵与否。推荐基础体温坚持测量两个月以上。

2.彩超卵巢多囊状态不等于多囊卵巢综合征：卵巢多囊状态和多囊卵巢综合征并不是一回事，卵巢多囊状态指通过妇科彩超发现一侧或双侧卵巢内有等于或大于12个卵泡；而多囊卵巢综合征是育龄期妇女常见的一种生殖内分泌代谢性疾病，其病机十分复杂，典型的临床表现有排卵障碍、月经失调、不孕、多毛、痤疮及卵巢多囊状态。因此卵巢多囊状态是多囊卵巢综合征常见的临床表现之一，而彩超发现卵巢多囊状态并不能直接诊断多囊卵巢综合征。

3.肥胖与多囊卵巢综合征：多囊卵巢综合征患者普遍存在肥胖，但肥胖的人不一定都患多囊卵巢综合征。调查结果显示，肥胖与多囊卵巢综合征的发病密切相关。身体质量指数（BMI）≥25kg/m^2，经常进食高糖或者高热量的食物，可能导致雄激素和胰岛素的分泌增加，逐渐导致胰岛素抵抗，进而诱发多囊卵巢综合征。

4.育龄期PCOS患者若无生育要求仍需避孕：对于多囊卵巢综合征的患者，同房仍有可能怀孕。多囊卵巢综合征患者存在排卵障碍、偶发或不规则排卵，但不是绝对不排卵，若同房，则有可能怀孕。所以，PCOS患者中无生育要求，但有性生活者，也需要采取避孕措施。

5. PCOS患者的多毛症状治疗时间：PCOS患者的多毛症状是雄激素增高的表现，可以通过口服避孕药治疗，其中的孕激素成分可竞争性阻断雄激素，与其受体结合而起到抗雄激素的作用。治疗多毛至少需要6个月。

6. PCOS患者的痤疮症状治疗时间：PCOS患者的痤疮症状也是雄激素增高的表现，也可以通过口服避孕药治疗，治疗痤疮至少需要3个月。

7. PCOS患者需谨慎子宫内膜癌的远期风险。对于年轻、长期不排卵的PCOS患者而言，子宫内膜增生或子宫内膜癌的发生概率明显增加，应引起重视。进入围绝经期后，由无排卵导致的孕激素缺乏会增加子宫内膜病变的发生风险，而雌激素的下降则会在已有的基础上加重代谢异常。

8. PCOS患者需谨慎糖尿病的远期风险。50%~70%的PCOS患者合并有胰岛素抵抗。高胰岛素血症不仅是PCOS发病的病理基础，远期还可能会导致糖尿病的发生。有数据表明，PCOS患者患2型糖尿病等远期并发症的风险是正常人的4倍。因此，减轻胰岛素抵抗是治疗PCOS、预防远期并发症的关键所在。

9.四肢多毛是否为高雄激素血症表现？人体的体毛分布采取国际FG标准，FG标准包括上唇部、下颌部、胸部、上背部、下背部、上腹部、下腹部、胳膊、下肢毛发的分布。与雄激素水平有关的多毛主要分布在以下几个部位：①女性上唇和下颌长小胡须。②胸部，尤其是乳房部位多毛。③阴部阴毛向外扩展，甚至于扩展至小腹部、肛门口、大腿内侧等。这三个部位多毛，并且毛像阴毛、腋毛那样又黑又硬主要提示高雄激素血症。胳膊、腿上的毛和高雄激素血症关系不大，主要取决于家族遗传、种族等。

10.肥胖的PCOS患者备孕前要先减肥吗？多囊卵巢综合征有一半以上的患者都伴有肥胖，肥胖往往容易引起血脂异常、糖代谢异常、高血压等，因此容易引起一些心血管疾病。所以，肥胖的PCOS患者不容易怀孕，且妊娠期容易出现妊娠期高血压、妊娠期糖尿病等并发症，对母婴的健康造成很大的危害，因此建议肥胖的PCOS患者先减肥，再备孕。

七、典型医案

医案一

郭某，女，26岁。初诊时间：2021年10月26日。

主诉：月经稀发7年余。

症状描述：16岁初潮，月经4~6天/30天~半年，量中，色红，无痛经。末次月经：2021年10月19日，量、色同前。平素易怒，经行前后伴有腰膝酸困、头痛，现面部痤疮明显，自诉大便偏稀。自诉已口服3个月达英-35治疗，效果欠佳。2021年6月29日于某人民医院化验性激素示：促卵泡生成素4.30mIU/ml，黄体生成素7.69mIU/ml，催乳素15.25μIU/ml，雌二醇71.23pmol/L，孕酮0.77ng/ml，睾酮3.09nmol/L。2021年10月21日复查睾酮3.21nmol/L。

舌淡红，苔腻，脉弦细。身高163cm，体重71kg。

诊断：PCOS，高雄激素血症。

中医辨证：肝郁脾肾两虚。

治法：疏肝健脾，补肾调经。

方药：芍药甘草汤。

赤芍20g，炒白芍20g，炙甘草20g。15剂，水煎300ml，日1剂，分早晚两次温服。

体质辨识为痰湿质，另嘱患者适当控制体重，坚持有氧运动，培养兴趣爱好，缓解压力，减少肥甘厚腻之品的摄入。

二诊（2021年11月16日）：自诉大便已正常成形。末次月经：2021年11月14日，量不多，色红，无血块，无痛经，二便调，舌红苔腻，脉细弦。继续疏肝健脾、补肾调经治法，初诊方继服10剂。

三诊（2021年12月21日）：服药后面部痤疮明显好转。月经尚未来潮。自诉现有腰膝酸困等症状。舌红，苔薄腻，脉弦滑。拟温肾健脾、疏肝行气治法，以毓麟珠合越鞠丸加减。药用党参15g，白术15g，茯苓15g，栀子10g，神曲9g，当归10g，炒白芍10g，熟地黄10g，菟丝子15g，杜仲10g，鹿角霜15g，川芎10g，香附10g，苍术9g。5剂。另予10剂芍药甘草汤，嘱患者月经第5日开始服用，每日1剂。

按语：本例患者月经稀发7年余，根据临床症状、体征，以及BMI 26.72kg/m^2，辨病属多囊卵巢综合征。患者形体偏胖，经前常伴腰膝酸困，大便偏稀，舌淡红，苔腻，脉弦细。辨证为脾虚肝郁，故采用芍药甘草汤疏肝健脾、调节冲任。连续服药两个月经周期后，复查睾酮已在正常范围，且面部痤疮明显好转，但月经仍有后期，伴腰膝酸困。经前期是阳长阴消的时期，多囊卵巢综合征患者多痰湿为患，若阳常不足，不能温化痰湿，则会造成痰湿积聚，因此要注重补脾肾之阳，同时为保证月经的顺利排泄及阴阳的顺利转化，应在助阳的基础上注重理气，以推动阴阳转化，故温补脾肾与理气化痰并用，采用毓麟珠合越鞠丸加减。方中党参、白术、茯苓健脾益气，菟丝子、杜仲温补肾阳，同时滋养肾精，熟地黄滋肾阴，鹿角霜为血肉有情之品，有补肾填精益髓之效。当归、炒白芍、川芎入血分，养血活血。香附开气郁，川芎活血祛瘀，以治血郁，栀子清热泻火，以治火郁，苍术燥湿运脾，以治湿郁，与毓麟珠共奏温肾健脾理气之功。

医案二

王某，女，30岁。初诊时间：2021年4月25日。

主诉： 结婚3年未避孕未孕。

症状描述： 患者系12岁初潮，平素月经40~50日一行，经期6~7日，经量时多时少，经色正常，无痛经。末次月经（LMP）：2021年4月19日~4月25日，经量适中，经色正常，无痛经。上次月经：2021年3月初（具体日期不详），经期7日，经量多（3包卫生巾）。患者2018年结婚至今，一直未避孕而未孕。2021年年初在我院生殖中心准备行试管婴儿。查体：体重65kg，身高155cm，BMI 27.06 kg/m²，面部痤疮，毛发密集，颈部及关节处皮肤颜色较深。舌红，苔白腻，脉弦滑。行经第2日化验性激素六项：促卵泡生成素8.3mIU/ml，黄体生成素9.9 mIU/ml，雌二醇156.71pmol/L，孕酮0.62ng/ml，催乳素7.7μIU/ml，睾酮3.10nmol/L。妇科彩超提示双侧卵巢多囊样改变。

诊断：原发不孕，PCOS。

中医辨证：肝郁脾虚。

治法：疏肝健脾，补肾调经。

方药：芍药甘草汤。

赤芍20g，炒白芍20g，炙甘草20g，15剂，水煎300ml，日1剂，早晚分两次温服。

体质辨识为痰湿质，另嘱患者适当控制体重，坚持有氧运动，减少肥甘厚腻之品的摄入。

二诊（2021年5月9日）：患者口服14剂芍药甘草汤，现月经尚未来潮。查体：体重62kg，面部痤疮稍有好转，毛发密集，颈部及关节处皮肤颜色较深。舌红，苔白腻，脉弦滑。今日复查睾酮：82.41ng/dl。嘱患者坚持运动，待月经来潮后复诊，继续予以芍药甘草汤降睾酮治疗。

按：本例患者结婚3年未避孕未孕。平素月经推后。查体：体重65kg，身高155cm，BMI 27.06 kg/m²，面部痤疮，毛发密集，颈部及关节处皮肤颜色较深。形体偏胖，高雄激素血症表现较突出，且睾酮 89.43ng/dl。妇科彩超提示：双侧卵巢多囊样改变。辨病为多囊卵巢综合征，辨证以脾虚痰湿为主，辨体主要为痰湿质，故指导患者平素饮食减少肥甘厚腻之品，控制体重。根据患者检查结果及辨证，给予孙教授经验方芍药甘草汤，健脾疏肝，调节冲任。

多囊卵巢综合征是妇科内分泌常见的疑难杂症，以雄激素过高的临床生化表现、持续无排卵为特征，也是女性不孕的重要原因。孙教授认为，雄激素过高重在调肝，肝体阴而用阳，主疏泄，主藏血，具有储藏血液、调节血液和血量的生理功能，是女子月经产生的来源之一；肝性喜条达，恶抑郁，疏泄气机，调畅情志，肝气条达则血脉通畅，经候正常，而芍药甘草汤具有酸甘化阴、养阴柔肝、和血补脾、调和阴阳的作用，故只要雄激素偏高，即可先予以芍药甘草汤以降雄激素，后根据辨证兼顾肝肾以调理月经。医案一是肝郁脾肾两虚，先予以芍药甘草汤降雄激素，后用毓麟珠合越鞠丸加减以温补脾肾、理气化痰；医案二是肝郁脾虚为主，故予以芍药甘草汤养肝补脾。

（王娟）

第三章　排卵障碍性异常子宫出血

一、概述

异常子宫出血（AUB）是妇科临床常见的症状，指与正常月经周期的频率、规律、经期长度和经期出血量中的任何一项不符，并且源自子宫腔的出血。国际妇产科联盟（FIGO）将AUB的常见病因分为两大类9个亚型（PALM-COEIN系统），即子宫结构性改变AUB，包括子宫内膜息肉所致之AUB（AUB-P）、子宫肌瘤所致之AUB（AUB-L）、子宫腺肌病所致之AUB（AUB-A）、子宫内膜恶变和不典型增生所致之AUB（AUB-M）；非子宫结构改变的AUB，包括全身凝血相关疾病所致之AUB（AUB-C）、排卵障碍性AUB（AUB-O）、子宫内膜局部异常所致之AUB（AUB-E）、医源性AUB（AUB-I）、未分类的AUB（AUB-N）。其中AUB-O最为常见，约占AUB的50%。

本章内容主要是关注AUB-O，指由调节生殖的神经内分泌机制失常引起的异常子宫出血，包括无排卵、稀发排卵和黄体功能不足，其中无排卵型多见于青春期和绝经过渡期。根据AUB-O不同的临床表现，可分别归属于中医学"崩漏""月经先期""经期延长""月经过多""月经过少""月经先后无定期"及"经间期出血"范畴。

二、中医对本病的认识

排卵障碍性异常子宫出血最常见于中医学的"崩漏",在两千多年前已有记载,首见于《黄帝内经素问》中:"阴虚阳搏谓之崩。"为后世医家对其研究奠定了基础。隋代巢元方首次阐述了崩漏的主要病机是:"冲任虚损,不能制约经血。"而且提出崩和漏之间相互转化的机理。唐代孙思邈在《备急千金要方》及《千金翼方》中阐述了瘀血占据血室,血不归经所致的崩漏。金元时期李杲在《兰室秘藏》中提道:"妇人血崩,是肾水阴虚,不能镇守包络相火,故血走而崩也。"论述了瘀血、阴虚火旺可以导致崩漏的发生。明代医家方约之所著的《丹溪心法附余》中提到治疗崩漏应"初用止血以塞其流,中用清热凉血以澄其源,末用补血以还其旧"的治疗原则,后世医家在继承与发扬的基础上将之总结成"塞流、澄源、复旧"治崩三法并沿用至今。清代傅青主认为"血崩之为病,正冲脉之太热",阐述了血海、子宫太热而迫血妄行的火热致病机制。近代西医传入,受其影响,一些医家开始中西医结合治疗本病,如张锡纯治疗崩漏提出了"急则治其标,缓则治其本"的原则。纵观历代医家对本病的研究,笔者发现导致崩漏的主要病机是冲任虚损,不能制约经血,而致经血非时而下。

现代中医家在总结前人经验的基础上,认为AUB-O的主要病机是阴虚阳搏,脏腑损伤,瘀阻冲任,以致经血非时而下。概括来说,AUB-O的致病因素不外乎热、虚、瘀三个方面。胞宫是奇恒之腑，亦藏亦泄，藏泄有时，若素体阳盛、肝火易动，或素性抑郁、郁久化火，或感受热邪，或过食辛辣助阳之品，热伏冲任，扰动血海，迫血妄行而致崩漏；若素体阴虚，或久病失血伤阴，阴虚内热，虚火内扰血海，冲任不固，经血非时妄行。若先天禀赋不足，天癸初至，肾气稚弱，冲任未充；或房劳多产伤肾，损伤冲任；或天癸渐竭，肾气渐虚，封藏失司，冲任不固，经血妄行而致崩漏。或肾阴亏损，阴虚火旺，热扰血海，冲任不固，迫血妄行而致崩漏。若忧思过度，或饮食劳倦而损伤脾胃，脾气亏虚，统摄无权，冲任失固，不能制约经血而致崩漏。若情志不畅，肝气郁结，气滞血瘀；或经期、产后余血未尽，又感寒、热之邪，寒凝血脉，或热灼经血而致血瘀，瘀阻冲任，旧血不去，新血不安，而引发崩漏；或因元气虚损，无力行血，血运迟缓，因虚而瘀或久漏成瘀。

总之，古今之中医均认为AUB-O病因病机比较复杂，主要病机是冲任虚损，多脏受累，气血同病，而致不能制约经血，出现经血非时而下。引起冲任受损的常见致病因素不外乎脾虚、肾虚、血热、血瘀四个方面。

三、孙久龄对本病的认识

从古至今，对于AUB-O的认识各有其说。究其原因，常非单一，其病机比较复杂，多为气血同病，多脏受累。孙教授认为只要影响到心（脑）—肾—天癸—冲脉—胞宫生殖轴，就可以导致冲任虚损，胞宫藏泻失司，经血妄行而致子宫异常出血，故治疗AUB-O首先要审证求因，明确原因所在，才能对症治疗。孙教授从医近50年，遵循中医理论指导，结合临床实践经验，不断研究总结，认为导致AUB-O的病因虽多，但不外乎虚、热、瘀三方面。

（一）因虚致崩

肾为先天之本、天癸之源、冲任之本，主女子月经、藏精，主生殖，维系胞宫，为月经来潮的枢纽。肾藏精，内寓真阴真阳，肾精充沛，肾气充盛，阴阳平衡，才能维持人体生命活动正常运行，若肾虚则封藏失司，阴精不足，阳失潜藏，阴阳失衡，出现脏腑、气血功能紊乱。肾阳虚损，命门火衰，不能温煦胞宫，冲任不固而致经血非时而下；肾阴亏损，虚火内生，热伏冲任，迫血妄行，而致崩漏。

脾主运化、统血，为气血化生之源。气血是人体机能活动的物质基础，有赖于脾胃运化腐熟水谷转化为精微，化生精、气、血、津液，濡养脏腑、经络、四肢百骸。气为血之帅，脾气健固，则气血充沛，脉管内循环运行之血液得以统摄，若脾失健运，无力摄血，冲任不固则致崩漏。

（二）因热致崩

青春期少女，阳常有余，阴常不足，容易生热，或嗜食辛辣厚味之品，或素体阳盛、肝火易动，或素性抑郁，郁久化火，热伏冲任，扰动血海，迫血妄行，而致崩漏；若素体阴虚，或久病失血伤阴，阴虚内热，虚火内扰血海，冲任不固，而致经血非时妄行。

（三）因瘀致崩

情志不畅，肝气郁结，血行不畅，或经期、产后宫口未闭，感受寒热邪气，寒凝或热灼致瘀，阻滞冲任，日久不散，影响气血运行，血不归经，非时而下，遂致崩漏。瘀血可引起崩漏出血不止，而出血又加重瘀血形成，恶性循环，互为干扰，故瘀血既为崩漏的致病因素，又是其病理产物。

总之，孙教授认为AUB-O发生的主要病因病机是冲任不固，不能制约经血，其病变部位在胞宫，与肝、脾、肾三脏密切相关，气血不充，失于固摄，冲任二脉不固，肝气不疏，郁而化热，迫血妄行，或久病致瘀，冲任瘀滞，新血无以归经而致崩漏。

四、孙久龄诊治本病的特色

孙教授认为AUB-O的主要机理是由于冲任损伤，不能固摄经血。引起冲任损伤的原因常见血热、肾虚、脾虚、血瘀四个方面。治疗AUB-O整体思路是以"急则治其标，缓则治其本"为原则，根据月经周期变化规律，结合中医体质辨识、中医辨证治疗，在以口服汤药调护为主要治疗方案的基础上辅助针灸等治疗，进而使机体恢复。达到临床治愈后，通过中医体质辨识，并给予愈后药物调摄、饮食、生活起居指导，以预防复发。

（一）中医辨证

孙教授指出，AUB-O急性出血期治疗原则是控制出血，调整周期。具体有两方面：第一是塞流，也就是止血。在出血量大、病情紧急的情况下应尽快止血，如血崩出现虚证时，急煎独参汤服用；当出现四肢厥冷、脉微欲绝等症时，可用参附姜炭汤以补气回阳固脱；崩证止血需用固涩升提，不宜辛温行血。第二是澄源（求因），即消除病因。澄清出血之病理，予以治疗，是施治的基本原则。在出血量少，病情缓和时，可求因与止血同时进行。气虚者，补气止血；脾虚者，健脾益气止血；血瘀者，活血化瘀止血等。以上均是针对不同的病因而采取不同的止血方法。

1.血热证

（1）实热证

主要症状：突然出血，量多，或淋沥不尽，色深红，质黏稠；头晕面赤；烦渴，喜冷饮；大便秘结，小便黄；舌质红绛或舌尖红，舌苔黄或黄腻；脉数或弦数、洪数。

治疗法则：清热凉血，固冲止血。

基本方药：解毒四物汤（《古今医鉴》）加味。

黄芩、黄连、黄柏、栀子、当归、白芍、生地黄、川芎、茜草、阿胶、地榆、槐花、侧柏炭。

常用加减：外感热邪，或过服辛燥助阳之品而酿成实热崩漏，症见暴崩、发热、口渴、舌苔黄、脉洪大有力者，加贯众炭、蒲公英、马齿苋清热解毒，凉血止血；实热耗气伤阴，出现气阴两虚证者，合生脉散加沙参益气养阴；如实热已除，血减少而未止者，当根据证候变化治以塞流，佐以澄源，随证遣方中酌加仙鹤草涩血止血，益母草化瘀止血。

外治法：

①针灸止血：出血期间可艾灸百会，针刺关元、大敦（双）、隐白（双）、三阴交（双）、血海（双）、断红（双）等穴，百会灸5~7壮，针刺用泻法，每日1次。

②耳针：取内分泌、肾、脾、卵巢、内生殖器、子宫穴，毫针刺，每次选3~4穴，中等刺激，每日1次，留针30~60分钟。也可撤针埋藏或用王不留行籽贴压，每3~5日更换1次。

（2）虚热证

主要症状： 突然出血，量多，或淋沥不尽，色深红或红，质薄；面颊潮红；午后潮热，盗汗；烦热少寐；咽干口燥；大便干燥，小便黄；舌质红，苔薄黄或无苔；脉细数。

治疗法则： 养阴清热，固冲止血。

基本方药： 清热固经汤（《简明中医妇科学》）。

生地黄、黄芩、栀子、地骨皮、藕节、生地榆、阿胶、龟甲、生牡蛎、陈棕炭、甘草。

常用加减： 暴崩下血者，加仙鹤草、海螵蛸固涩止血；淋沥不断者，加茜草、三七化瘀止血；心烦少寐者，加炒酸枣仁、柏子仁养心安神；烘热汗出，眩晕、耳鸣较重者，加鳖甲、龙骨育阴潜阳；血久不止，面色苍白，心悸气短，血色淡而质清者，加黄芪、枸杞子、当归益气养血。

外治法：

①针灸止血：出血期间可艾灸百会，针刺气海、三阴交（双）、足三里（双）、隐白（双）、阴郄（双）、断红（双）等穴，百会灸5~7壮，针刺用补法，每日1次。

②耳针：同前面实热证。

2.肾虚证

（1）肾阴虚证

主要症状： 突然出血，量多，或淋沥不尽，色鲜红，质稍稠；耳鸣心悸，五心烦热，失眠，盗汗，腰膝酸软；舌质红或偏红，苔薄；脉细数。

治疗法则： 滋肾益阴，固冲止血。

基本方药：左归丸（《景岳全书》）去牛膝合二至丸（《医方集解》）。

熟地黄、山药、枸杞子、山茱萸、菟丝子、鹿角胶、龟甲胶、女贞子、旱莲草。

常用加减：胁胀痛者，加柴胡、香附、白芍疏肝解郁柔肝；咽干，眩晕者，加玄参、牡蛎、夏枯草养阴平肝清热；心烦，眠差者，加五味子、柏子仁、夜交藤养心安神；阴虚生热而热象明显者，参照上面虚热证治疗。

外治法：

①针灸止血：出血期间可艾灸百会，针刺气海、三阴交（双）、足三里（双）、隐白（双）、阴郄（双）、肾俞（双）、断红（双）等穴，百会灸5~7壮，针刺用补法，每日1次。

②耳针：同前面实热证。

（2）肾阳虚证

主要症状：突然出血，量多，或淋沥不尽，色淡或暗红，质清稀；精神萎靡；眩晕，腰痛；小腹寒冷，或空坠不适，或四肢不温；面色萎黄；小便清长，大便溏薄；舌质胖淡，苔薄白；脉沉细无力。

治疗法则：温肾固冲，调经止血。

基本方药：右归丸（《景岳全书》）去肉桂，加补骨脂、仙灵脾。

附子、熟地黄、山药、山茱萸、枸杞子、菟丝子、鹿角胶、当归、杜仲、补骨脂、仙灵脾。

常用加减：腰腿酸软，周身无力者，加川续断益肾强腰；

久崩不止，出血色淡，量多者，加党参、黑荆芥、生黄芪等益气固表。

外治法：

①针灸止血：出血期间可艾灸百会，针刺气海、三阴交（双）、足三里（双）、隐白（双）、肾俞（双）、断红（双）等穴，百会灸5~7壮，针刺用补法，每日1次。

②耳针：同前面实热证。

3.脾虚证

主要症状：突然出血，量多，或淋沥不尽，色淡，质薄；面色㿠白，神疲乏力，心悸，气短懒言，纳呆，大便溏薄，小便清长，手足不温；舌质淡胖，边有齿痕；脉细弱或虚大。

治疗法则：补气健脾，摄血固冲。

基本方药：固本止崩汤加味。

党参、黄芪、白术、升麻、熟地黄、制何首乌、黑姜、乌贼骨、甘草。

常用加减：久崩不止，症见头昏、乏力、心悸、失眠者，酌加酸枣仁、五味子养心安神；脘腹胀闷者，加黑荆芥、煨木香、枳壳宽中行气；崩中量多者，加生地榆、侧柏叶、仙鹤草、血余炭敛阴涩血止血。

外治法：

①针灸止血：出血期间可艾灸百会，针刺气海、三阴交（双）、足三里（双）、隐白（双）、断红（双）等穴，百会灸5~7壮，针刺用补法，每日1次。

②耳针：同前面实热证。

4.血瘀证

主要症状：突然出血，量多，或淋沥不尽，色紫红，夹有血块；小腹胀痛拒按，块下痛减；胸胁胀满不舒，或乳房胀痛；舌质紫暗或有瘀点；脉涩、紧或弦涩。

治疗法则：活血祛瘀，理血归经。

基本方药：祛瘀止血方（经验方）。

当归、赤芍、刘寄奴、香附、血竭、生蒲黄、五灵脂、茜草、益母草、三七粉、甘草。

常用加减：崩漏患者月经久闭不行，B超提示子宫内膜较厚者，加花蕊石、马齿苋活血化瘀通经；少腹冷痛，经色暗黑夹块者，为寒凝血瘀，加艾叶炭、炮姜炭温经涩血止血；血多者，加海螵蛸、仙鹤草、血余炭收涩止血；口干苦，血色红而量多，苔薄黄者，为瘀久化热，加炒地榆、贯众炭、侧柏叶凉血止血；气血虚兼有瘀滞者，加党参、黄芪、升麻补气升提，以防气随血脱。

外治法：

①针灸止血：出血期间可艾灸百会，针刺关元、大敦（双）、隐白（双）、三阴交（双）、地机（双）、断红（双）等穴，百会灸5~7壮，针刺用泻法，每日1次。

②耳针：同前面实热证。

（二）中医体质辨识

排卵障碍是AUB中最常见的一种，好发于青春期和绝经过渡期，也可见于生育期。临床以子宫不规则出血多见，如果治疗不及时或不规律治疗，不仅会影响患者的身心健康，而且有可能引发生育问题，影响婚姻幸福、家庭和谐。孙教授认为体质疾病发生、发展的内在因素可影响人体发病与否、发病倾向，以及患病之后影响疾病的发展、变化、转归及愈后情况，故在临床中通过中医体质问卷调查等，发现AUB-O的易患体质是气虚质、阳虚质和气郁质。脏腑气血亏虚，病邪乘虚而入，经血统摄失司；或脏腑阳气不足，经期又贪食冷饮，阳不固阴，冲任失调，经血紊乱；或七情内伤，肝气郁结，气机不畅，瘀血内停而易发本病。

1.气虚质

平素性格内向，比较胆怯，自身肌肉松软，语音低弱，气短懒言，容易疲乏，精神不振，易出汗，舌淡红，舌边有齿痕，脉弱。

治疗法则：益气健脾，培补气血。

基本方药：补中益气汤（《内外伤辨惑论》）。

黄芪、人参、白术、炙甘草、当归、陈皮、升麻、柴胡、生姜、大枣。

中成药：四君子丸、补中益气丸、参苓白术散。

饮食调养：多吃具有益气健脾作用的食物，如小米、粳米、糯米、山药、红薯、马铃薯、黄豆、扁豆、牛肉、兔肉、鸡肉、鲢鱼、黄鱼、鸡蛋、胡萝卜、香菇、大枣、桂圆、蜂蜜等。避免食生冷苦寒、辛辣燥热的食物，饮食不宜过于滋腻。

2.阳虚质

平素性格多沉静、内向，畏冷，手足不温，喜热饮食，小便清长，大便稀溏，肌肉松软不实，舌淡胖嫩，脉沉迟。

治疗法则：补肾温阳，益火之源。

基本方药：桂枝加附子汤（《伤寒论》）。

桂枝、白芍、附子、生姜、大枣、甘草。

中成药：金匮肾气丸。

饮食调养：多吃甘温益气的食物，如羊肉、狗肉、牛肉、鹿肉、黄鳝、虾、刀豆、荔枝、桂圆、樱桃、杏、核桃、栗子、韭菜、茴香、洋葱、山药、蒜、花椒、辣椒、胡椒等。不宜多食生冷、苦寒、黏腻之品。

3.气郁质

平素性格内向、不稳定、敏感多虑，胸胁胀满，心烦，感到闷闷不乐、情绪低沉，易精神紧张、焦虑不安、多愁善感，胁肋部或乳房胀痛，形体瘦者多见，舌红，苔薄白，脉弦。

治疗法则：疏肝行气，开郁散结。

基本方药：柴胡疏肝散（《景岳全书》）。

陈皮、柴胡、川芎、香附、枳壳、白芍、甘草。

中成药：逍遥丸。

饮食调养：宜吃小麦、高粱、香菜、葱、蒜、萝卜、海带、金橘、山楂、玫瑰花等行气、解郁、消食、醒神之品，睡前避免饮茶、咖啡等提神醒脑的饮品。

（三）血止后周期调经

孙教授认为，AUB-O止血后以治疗复本为原则，恢复先天和后天之本，在治疗过程中除了辨证求因、审因论治外，要重视肾虚为主的基本病机，补肾治本调经。根据患者不同的年龄阶段综合调整月经周期。在行经期，脏腑气血充盈，血海满溢，任通冲盛，阴阳消长，通过转化，重阳下泄，在阳气的转化下推动经血排出，此期应加强气血活动，促进经血顺利排出，故在辨证基础上酌加活血行气之药，如桃仁、红花、当归、川芎等。经后期经血排泄后血海空虚，气血、阴精相对亏损，治疗时着重补益肝肾，固护阴血，促进卵泡发育成熟和子宫内膜修复，故在辨证基础上酌加滋补肝肾、填精养血之品，如熟地黄、枸杞子、黄精等。经间期阴精充盛，精化为气，阴转为阳，氤氲萌发之际，卵子成熟并促使排卵，故在辨证的基础上酌加温肾助阳活血之品，如仙灵脾、菟丝子、川芎、莪术等。经前期气血充沛，血海充盈，阴充阳旺，着重补肾助阳，以维持黄体功能，故在辨证的基础上酌加温肾助阳之品，如仙灵脾、巴戟天、菟丝子等。

青春期肾气初盛，天癸刚至，冲任未实，胞宫发育尚欠，多以调补肝肾，佐以理气和血之法，方用加减苁蓉菟丝子丸，结合月经四期的生理特点酌情加减治疗，使其肾气充盛、冲任气血充沛，诱发排卵，逐渐建立规律的月经周期。育龄期常见肝肾不足、心脾两虚、脾肾阳弱等证，方用杞菊地黄丸、归脾汤、健固汤，结合月经四期生理特点酌情加减治疗，是肾气充盛，肝肾精血旺盛，阴阳平衡，以恢复卵巢排卵功能与月经周期。绝经过渡期多肾衰、阴阳俱虚，或阴虚火旺等证，方用六味地黄汤、二仙汤、天王补心丹，结合月经四期的生理特点酌情加减治疗，以补脾益气，固摄经血，恢复阴阳平衡，延缓衰老。

五、预防

1.加强经期卫生教育，注意个人卫生，经期保持会阴部清洁，勤换卫生巾及内衣。

2.起居、饮食要规律，忌熬夜，忌暴饮暴食，忌节食减肥，避免过食生冷、肥甘油腻、油炸及辛辣刺激食物。

3.保持心情舒畅，避免焦虑、紧张等不良情绪。

4.劳逸结合，加强体育锻炼及户外活动，避免过度劳累。

5.患病期间禁盆浴、性生活，避免继发性感染，避免剧烈活动。

六、健康教育处方

异常子宫出血是怎么回事？

子宫对于女人来说，是非常重要的器官，承担着繁衍下一代的重大使命，因此，我们要时刻关注子宫的健康状况。当出现异常的子宫出血时，我们就要警惕了。那么异常的子宫出血是怎么回事呢？

首先，我们要明白，子宫出血分为正常的子宫出血和异常的子宫出血。正常的子宫出血是以月经的形式，规律性、周期性地出现，偶尔有延长、推后，时间一般不会太长，出血量也适中。而异常的子宫出血就是月经周期杂乱无章，出血量或多或少、出血时间长或者月经有规律，但非月经期出血的情况。

对于异常的子宫出血，我们要特别注意，有可能是子宫出现了问题。当出现宫外孕和妊娠滋养细胞疾病时，会出现子宫异常出血；当宫颈病变时，会出现性生活出血的情况；当出现子宫肌瘤、子宫腺肌病时，也会出现子宫异常出血的情况等。因此，当出现子宫异常出血的情况时，要及时到医院就医。

其次，出现异常子宫出血时，我们需要做哪些检查呢？最常见的就是B超检查，或者进行阴道彩超检查，如果通过彩超检查还不能确诊，则可能需要做宫腔镜检查，宫腔镜检查可以清楚地看到子宫内病变的地方，并通过活检检查出到底是哪种情况引起的子宫出血，必要时可根据出血症状等化验血以排除一些疾病，具体需要结合情况确定。

七、典型医案

医案一

邵某，女，15岁。初诊时间：2018年7月18日。

主诉：阴道不规则出血50余天。

症状描述：13岁初潮，月经周期不规律，延后多见。近两月阴道不规则出血，时多时少，半月前曾就诊于某医院，确诊为"排卵障碍性异常子宫出血、轻度贫血"，给予黄体酮胶囊、多糖铁复合物治疗，服用黄体酮期间出血明显减少，停药3天后阴道出血增多，西医建议服用短效避孕药治疗，患者母亲拒绝用避孕药治疗，遂来门诊。平素有消化不良，现停服黄体酮8天，阴道出血量减少，色鲜红，伴有乏力，眼睑淡红，面色苍白，无头晕等不适，小便色黄，舌红苔薄，脉细涩无力。予妇科彩超检查示子宫附件未见异常，内膜0.6cm，化验血常规示血红蛋白86g/L。

诊断：排卵障碍性异常子宫出血，继发性贫血。

中医辨证：脾气虚。

治法：益气健脾，摄血固冲。

方药：党参30g，炙黄芪18g，炒白术15g，升麻6g，益母草24g，马齿苋24g，墨旱莲24g，生地榆24g，小蓟12g，炒蒲黄12g（包），茜草15g，荆芥穗炭6g，炙甘草6g。6剂，水煎服，日

1剂。配合多糖铁复合物胶囊纠正贫血。嘱其以休息为主，避免剧烈运动。

二诊（2018年7月24日）：服药6剂，阴道出血量明显减少，色褐，乏力，面色苍白，舌淡红，苔薄，脉细涩。服药有效，但出血仍未干净，继服上方6剂，嘱血止3天后复诊。

三诊（2018年7月30日）：服药两剂后出血干净，现出血干净3天，乏力减轻，眼睑淡红，舌淡红，苔薄，脉细无力。

方药：党参30g，黄芪18g，炒白术15g，升麻6g，熟地黄24g，菟丝子12g，香附12g，陈皮12g，枸杞子15g，山茱萸12g，黄精9g，仙灵脾9g，炙甘草6g。6剂，水煎服，日1剂。

四诊（2018年8月6日）：服用上方无不适，阴道再无出血，自觉有力，面色红，舌淡红，苔薄，脉细。方药：三诊方菟丝子加至15g，加莪术9g，6剂继服。

五诊（2018年8月13日）：现自觉无不适，面色红润，舌淡红，苔薄，脉细。复查血常规示：血红蛋白115g/L。方药：在三诊方基础上加菟丝子至15g、仙灵脾至15g，6剂继服。嘱服药期间月经来潮时停药观察，月经来潮7天复诊。

六诊（2018年8月28日）：末次月经2018年8月22日，量中等，色鲜红，经前小腹稍憋胀，5天净。经期稍感乏力，现自觉无不适，舌淡红，苔薄，脉细。方药：以三诊方为底方，根据月经周期及不适症状加减调理1个月经周期。

按：青春期功能性子宫出血，系神经内分泌系统未发育成熟，诱发排卵异常而引起的，祖国医学认为少女肾气未充盈，冲任不健，又因学业压力等导致冲任损伤，以致不能固摄经血而致。患者阴道不规则出血时间较长，面色苍白，眼睑淡红，是气血不足的表现，孙教授认为，出血日久必伤及气血，气随血脱，补血宜先补气，治疗时遵循"急则治其标"的原则，故用举元煎加减，党参、黄芪、炒白术、升麻健脾益气以统摄血液。患者血色鲜红、小便色黄、舌红等有热象，加马齿苋、生地榆、墨旱莲等凉血止血；脉细涩无力，出血日久，气虚无以运行血液而出现瘀滞，故加益母草、茜草、炒蒲黄等活血化瘀止血之品。血止后，根据少女肾气未充，平时脾胃虚弱的情况，结合其月经周期特点，在补气健脾的基础上补肾调周，诱发排卵，逐渐建立月经周期。

医案二

薛某，女，42岁。初诊时间：2021年8月27日。

主诉： 阴道不规则出血1个月。

症状描述： 平素月经周期规律，5~6/25~27天。2015年腹腔镜下行巧克力囊肿剥离术。自2019年后半年开始月经周期逐渐提前，甚至20天左右来潮1次。末次月经：2021年5月26日，量偏少，色暗，少许血块，经行腹痛可忍，伴腰酸困，5天净。于2021年7月26日阴道少量出血，至今未干净，舌淡红，苔薄白，脉沉细。自述平时体检血糖、血压偏低。今日彩超示：宫颈高回声区，内膜1cm，查β-HCG<0.1mIU/ml。妇科内诊示：阴道通畅，少量血性分泌物，宫颈肥大，表面光滑，未见出血。

诊断： 排卵障碍性异常子宫出血。

中医辨证： 肾虚。

治法： 补肾固冲。

方药： 女贞子15g，枸杞子15g，桑寄生15g，菟丝子15g，续断15g，巴戟天10g，覆盆子15g，沙苑子15g，生地黄15g，熟地黄15g，赤芍15g，白芍15g，阿胶10g（烊化冲服），紫河车10g（研末冲服），香附10g，黄芪30g，桑葚10g，川牛膝10g。7剂，水煎服，日1剂。配合口服地屈孕酮片，10mg/次，每日两次，连服10天。停药后出血第2~4天复诊。

二诊（2021年9月10日）：用药后第二天血止，停药第二天出血，末次月经2021年9月7日，现未干净，量较前稍多，色鲜红，夹有少许血块，经行腹痛可忍，纳眠可，大便1~2天一行，舌淡少苔，脉沉细。化验性激素示：黄体生成素4.1mIU/ml，促卵泡生成素29.01mIU/ml，雌二醇26.7pmol/L。甲功、肝肾功、血常规等检查未见异常。

方药：生地黄20g，熟地黄20g，山茱萸10g，山药10g，茯苓10g，牡丹皮10g，肉苁蓉10g，当归10g，川芎6g，赤芍10g，白芍10g，党参10g，麦冬10g，蝉蜕6g，鸡内金10g。12剂，月经干净后服用。

三诊（2021年10月13日）：末次月经2021年10月4日，量较少，色鲜红，有少许血块，伴小腹坠胀、腰酸困，5天净。纳眠可，大便不规律，时成形，时便溏，舌淡少苔，脉沉细无力。今日复查彩超示：右侧卵巢囊肿。方药：继服二诊方，7剂，水煎服，日1剂。

四诊（2021年10月20日）：自10月17日如厕擦拭时见褐色分泌物至今，大便溏，日1~2行。方药：三诊方去麦冬、蝉蜕、鸡内金，7剂。

五诊（2021年10月30日）：阴道褐色分泌物已止，大便成形，舌淡红，脉细滑。

方药：生地黄20g，熟地黄20g，山药15g，山茱萸15g，菟丝子15g，桑寄生15g，杜仲15g，当归10g，赤芍10g，鸡血藤15g，炒白术15g，黄芪15g，泽兰10g，益母草15g，川牛膝10g。7剂，水煎服，日1剂。

六诊（2021年11月13日）：现停经40天，仍未来月经，舌淡红，脉细滑。方药：予以初诊方7剂。月经来潮后复诊。

七诊（2021年12月1日）：末次月经2021年11月28日，量偏少，色淡红，服药期间大便溏，每日3~4次。现月经未净，舌淡红，苔薄白，脉沉细。复查性激素示：促卵泡生成素39.7mIU/ml。方药：六诊方去桑葚、川牛膝、紫河车，加炒白术15g，7剂。后继续调理两月巩固。

按：此患者系围绝经期内分泌改变，引起排卵异常导致的异常子宫出血，在绝经前后肾气日衰，天癸枯竭，精血不足，出现脏腑功能失调而导致女性冲任不固，月经紊乱。患者阴道出血不止1月，复查彩超示内膜偏厚，根据孙教授多年临证经验，内膜偏厚时单纯服用中药止血效果不佳，故在辨证补肾的基础上配合地屈孕酮片，使子宫内膜彻底剥脱一下，给予地屈孕酮塞流，用中药澄源、复旧，以达止血之效。方中女贞子、枸杞子、生地黄、熟地黄等滋肾填精，巴戟天、覆盆子、沙苑子、菟丝子等补肾温阳，紫河车温肾填精，阿胶补益气血，使血海充盈、冲任通调。围绝经期血止以后，以补肾滋阴为主，逐渐促使其绝经，用药调理的同时兼顾月经周期特点，经净后血海空虚，加重滋阴补肾之力，月经来潮前酌加补肾温阳活血之品。

医案三

崔某某，女，35岁，初诊时间：2015年5月12日。

主诉：两次月经之间少量出血3年余，加重半年。

症状描述：平素月经规律，5~7天/28~30天，量中，色红，经行小腹稍憋胀。3年前无明显诱因出现月经干净后1周左右阴道排少量褐色分泌物，1~3天干净，伴有腰部酸困。近半年两次月经之间出血量增多，色鲜红，1~5天干净，月经周期逐渐提前，经量减少。期间曾就诊于某中医院，彩超检查未见异常，予以中药治疗效果不佳（具体不详）。末次月经2015年4月23日，量偏少，色偏暗，黏稠，伴腰酸困，6天净。于2015年5月6日阴道出血，量少，色褐，伴有腰酸困、小腹右侧憋胀。现出血干净两天，平素消化不好，容易上火，自觉乏力，形体微胖，舌红苔薄，有齿痕，大便时黏，脉细滑无力。妇科内诊示：阴道少量褐色分泌物，宫颈光滑，宫颈口内有少许血。

诊断：排卵期出血。

中医辨证：气阴虚。

治法：健脾益气，滋阴固冲。

方药：党参30g，黄芪18g，炒白术15g，熟地黄24g，菟丝子15g，枸杞子15g，茯苓15g，仙灵脾12g，山茱萸12g，香附12g，陈皮12g，桑葚12g，黄精9g，炙甘草6g。6剂，水煎服，日1剂。如月经来潮，停药观察，经净后复诊。

二诊（2015年5月26日）：服药无不适症状，末次月经2015年5月20日，量偏少，色暗红，5天净，经期腰酸困有所缓解。现月经干净第二天，自觉乏力，夜间烦躁，舌红，苔薄，舌边有齿痕，脉细滑无力。方药：初诊方改黄芪24g、菟丝子12g、仙灵脾9g，加地骨皮9g，6剂继服。嘱其规律作息，放松心情。

三诊（2015年6月2日）：现阴道无出血，稍感腰酸困，舌红，苔薄白，有齿痕，脉细无力。方药：二诊方加莪术9g，6剂，水煎服，日1剂。

四诊（2015年6月10日）：于2015年6月5日阴道少量出血，色鲜红，1天干净。现自觉无不适，予以初诊方，黄芪改为24g，6剂，水煎服，日1剂。第二个月经周期排卵期时未再出血，巩固1个月经周期观察。

按：经间期出血，现代医学认为是排卵前后雌激素短暂下降，内膜突然失去其支持出现不规则脱落而引起阴道规律出血的现象。孙教授认为此病是氤氲之时，机体阴虚火旺，与阳气相搏，阳气内动引起异常出血，如偶尔一次排卵期出血，可不必专门调理，注意规律作息，观察即可。此患者平素消化不良，又近几年居住环境比较阴暗潮湿，结合症状，是脾肾亏虚所致，故运用健脾益气、滋阴固冲之法，结合月经周期中肾的阴阳消长变化，予以中药调周期治疗，重点在于经后期调养，而非仅在经间期进行止血，经后期滋肾填精、健脾益气，调养脾肾以平衡阴阳；经间期以滋肾健脾为主，兼顾温肾活血，促使氤氲形成，利于阴阳转化，以使卵子排出；经前期以滋肾健脾、温肾助阳并重，气血阴阳充盛，有利于经行。

排卵障碍性异常子宫出血是神经内分泌系统失调引起的异常出血，孙教授认为AUB-O是冲任损伤，经血不固所致，急性出血期以止血为主，血止后重在调周期，兼顾不同年龄段的生理特点治疗。医案一是青春期功能性子宫出血，少女肾气未充，调周期兼顾补肾，诱发排卵以建立月经周期；医案二是围绝经期异常子宫出血，绝经前后肾气逐渐衰退，精血不足，滋阴补肾调周期以促使绝经；医案三是排卵期出血，结合肾阴阳消长变化，重在经后调养以利于阴阳转化，促使卵子排出。

（郝建军）

第四章　早发性卵巢功能不全

一、概述

早发性卵巢功能不全（POI）是40岁以前妇女出现卵巢功能减退，主要表现为月经异常（月经稀发或频发、闭经）、促性腺激素水平升高（FSH＞25U/L）、雌激素水平波动性下降。

古代中医文献中并无早发性卵巢功能不全病名，但根据其临床表现可从中医古籍中找到相关论述，《傅青主女科》中有："《经》云女子七七而天癸绝，有年未至七七而经水先断者，人以为血枯经闭也……医见其经水不行，妄谓之血枯耳。其实非血之枯，乃经之闭也。"因此从中医的角度讲，可将早发性卵巢功能不全归属于"月经过少""月经后期""闭经""血枯""年未老经水断"等范畴。

现代中医学认为，早发性卵巢功能不全的病机为天癸早竭，其以肾虚为主，亦与肝脾功能失调及情志因素有关。

二、孙久龄对月经产生机理的认识

早发性卵巢功能不全以月经异常为主要表现，只有了解正常月经的产生机理，才便于分析月经异常的病因病机。

孙教授认为，经血由脏腑所化生，通过冲任二脉及天癸的促进作用，由经脉输注到达胞宫。月经的产生与脏腑的正常功能活动、气血的旺盛、经络的通畅与否有密切关系，其中最主要的是肾气与冲任二脉通盛等相互作用，以及天癸功能的出现，才能促使月经按时来潮。

（一）脏腑的生化作用是月经生成的根本，其中尤与肾、肝、脾关系密切

《傅青主女科》曰："经水出诸肾。"肾为先天之本、元气之根，主藏精气。精为肾阴，气为肾阳，肾气旺盛，肾中阴精充实，由此而天癸至、任脉通，太冲脉盛而月经来潮。天癸是月经来潮的重要物质，因此，天癸的充盛与不足又直接和肾气的盛衰相关，所以肾的功能直接关系到月经的产生与恒定，可以说是月经生成的根本。

肝为藏血之脏，并有调节血量的作用，脏腑所化生的血液，除营养周身之外，皆藏于肝，冲为血海，隶属于肝，是全身气血运行的要冲之道。为十二经气血汇聚之所，有调节十二经气血的作用，是月经之本。冲脉之气"盛"而流通，实则有赖于肝之疏泄，只有肝气疏泄有序，才能血脉流通，进而冲脉之气旺盛，血海得以满溢，下行而为月经。

脾是产生月经的重要来源，脾为后天之本、气血生化之源，水谷进入人体，首先受纳于胃，然后由脾运化成精微，化生气血，而气血又是产生月经的物质基础。脾功能健旺，气血生化之源充足，而能血液按时满溢，月经按时来潮。《女科经纶》亦指出："妇人经血生于水谷之精气。"可见，脾功能正常则月经正常。脾又是统血的枢纽，脾气健旺则全身之血沿经脉周流不息，冲任通盛，则月经按期来潮，经量如常。综上所述，脏腑的生化作用产生气血和天癸，并使得冲任二脉通盛，所以是月经生成的根本。

（二）气血是化生月经的基市物质

月经的主要成分是血，而血的形成赖于脏腑之化生，对于血的统摄运行，亦有赖于脏腑的功能活动来调节，如心生血，以推动血液运行，肝藏血，以调节人体各部位所需之血量。脾统血，以使血不离经。肺主气，以调其血液运行等。气与血，如影相随，气行则血行，气滞则血瘀，如气血协调，血脉通畅，下注血海而为经。《女科撮要》中说："血者水谷之精气也，和调五脏，洒陈六腑，在男子则化为精，在妇人则上为乳汁，下为月水。"说明了月经的产生与调节是受脏腑气血及经络直接影响的。

（三）冲任二脉的通盛是月经生成的主要条件

冲脉和任脉同属奇经八脉，二者同起于胞中，皆血之所生，而胎之所由系也，与妇女的生理、病理关系极为密切。冲脉隶属于阳明与厥阴，任脉隶属于少阴，故有"冲为血海，任主胞胎"说。冲为血海，藏血最多，为全身血脉运行的要冲、月经生成的源泉。如冲脉盛，血海满盈，下注胞宫形成月经；若太冲脉衰少，则月经断绝。可见冲脉的盛衰和月经的出现或停止是有密切关系的。任者，妊也，具有妊养胞（胞宫的发育）胎（妊的作用，也即"任主胞胎"）之意。由于任脉能统辖输注阴液（精血、津液），又与胞中相联结，所以任脉与冲脉互相协调，而使月经应时来潮。因此，月经的产生必须具备任脉通、太冲脉盛的条件。

（四）天癸泌至是月经生成的基本因素

天癸为一种阴精，它来源于先天，藏于肾中，肾气盛以后成熟泌至，与月经、生殖密切相关。马莳云："天癸者，阴精也，盖肾属水，癸亦属水，由先天之气蓄极而生，故谓阴精为天癸也。"《素问识》中指出："天癸者，谓天一之阴气耳，其在人身是谓元阴……第气之初生，真阴甚微，及其既盛，精血乃旺，故女必二七，男必二八而后天癸至，天癸既至，在女子……盖必阴气足而后精血化耳。"这就说明天癸虽与生俱来，但初时真阴甚微，形体虽成而精气未裕。故二七以前尽管脏腑功能正常，气血充沛调和，但天癸未至，冲任尚未通盛，胞宫尚在发育，故无月经产生。必待二七以后，在肾气盛的情况下，天癸始能成熟泌至，促使任通冲盛，胞宫行使蓄藏和排出经血的职能，月经方可初潮，故天癸泌至是月经生成的最基本因素。综上所述，虽然天癸、冲任、气血、脏腑在产生月经的机理上各有不同的作用，但彼此是互相联系、不可分割的，只有脏腑、经络、气血的作用协调，才能使月经正常。

三、孙久龄对本病的认识

早发性卵巢功能不全以肾虚为本，常累及心、肝、脾多脏。中医认为肾藏精，主生殖，为先天之本，肾中精气的盛衰影响着天癸的至竭。《傅青主女科》中亦有"经本于肾""经水出诸肾"等论述，因此肾中精气的充足与否对女性卵巢生理功能起着决定性作用。一旦肾气不足，肾精亏虚，肾—天癸—冲任—胞宫生殖轴的生理功能就会受到影响，导致脏腑、气血、经络、胞宫功能失常，使妇女出现月经过少、月经稀发，甚至闭经的症状。因此肾虚是卵巢功能下降的根本病因。

肾与心、肝、脾三脏的关系密切。孙教授认为肾与心是水火互济、阴阳互根的关系。这种阴阳相交，水火互济的关系，是人体的正常生理关系，肾藏精、心主血，二脏均与胞宫直接相通，对月经影响较大，如因某种原因，二者生理关系受到破坏，就会形成病变。

肾藏精，肝藏血。肾与肝主要表现为精和血的关系，精血为月经的物质基础。在生理方面，肝肾同源，精血互生。在病理方面，若肾精亏损，可导致肝血不足，肝血不足也可引起肾精亏损。

肾为先天之本，脾为后天之本。在生理方面，先天和后天相互配合，互相资生，互相促进，以维持人体的生命活动。在病理方面，如肾阳不足，不能温煦脾阳，则致脾阳不足。反之若脾阳不足，不能运化水谷精微以充养于肾，则肾精亏损，肾阳虚衰。

四、孙久龄诊治本病的特色

孙教授认为此病在于肾，应用补肾之法，从整体来调节局部，临床必须详审病机，据证施治，补肾贯穿治疗始终。在治疗中切勿破血行气以通经见血为快，而不辨其证之虚实，如采用活血药物以通其经，常致虚证更虚，百病丛生，应补中有通，通中有养；补肾兼顾养血疏肝、健脾清心之法。同时结合中药灌肠、中药外敷、穴位贴敷、针灸推拿诸法等综合治疗，内外结合，多途径治疗，并通过中医体质辨识，给予药物调摄、饮食、生活起居指导，以延缓疾病的发展。

（一）辨证论治

1.肝肾阴虚证

主要症状： 月经周期延后，量少，色红，质稠，或闭经；五心烦热，腰酸膝软。烘热汗出，失眠多梦，阴户干涩、灼痛，头晕耳鸣，两目干涩，视物昏花。舌红，少苔，脉弦细数或脉细数。

治疗法则： 滋补肝肾，养血调经。

基本方药： 左归丸（《景岳全书》）。

熟地黄、山药、山茱萸、菟丝子、鹿角胶、龟甲胶、枸杞子、川牛膝。

常用加减： 阴虚火旺，潮热明显者，加地骨皮、玄参；便溏者，加炒白术。

外治法： ①针刺治疗：选取关元、三阴交、子宫、中极、太冲，每日1次，每次留针20分钟。

②耳穴压豆：选取心、肾、卵巢、三阴交，以王不留行籽敷于耳穴之上。

2.肾虚肝郁证

主要症状： 月经周期延后，量少，色暗，夹有血块或闭经；腰酸膝软，烦躁易怒；烘热汗出，精神抑郁，胸闷叹息。舌质暗淡，苔薄黄，脉弦细、尺脉无力。

治疗法则：补肾疏肝，理气调经。

基本方药：一贯煎（《续名医类案》）。

北沙参、麦冬、当归、生地黄、川楝子、枸杞子。

外治法：

①针刺治疗：选取关元、三阴交、子宫、气海，每日1次，每次留针20分钟。

②耳穴压豆：选取心、肾、卵巢、肝，以王不留行籽敷于耳穴之上。

3.脾肾阳虚证

主要症状：月经周期延后，量少，色淡，质稀或闭经；畏寒肢冷，腰膝酸软。腹中冷痛，面浮肢肿，带下清冷，性欲淡漠，久泻久痢或五更泻。舌淡胖，边有齿痕，苔白滑，脉沉迟无力或脉沉迟弱。

治疗法则：温肾健脾，养血调经。

基本方药：毓麟珠（《景岳全书》）。

鹿角霜、川芎、白芍、白术、茯苓、花椒、人参、当归、杜仲、炙甘草、菟丝子、熟地黄。

外治法：

①针刺治疗：选取关元、三阴交、子宫、足三里、太溪，每日1次，每次留针20分钟。

②耳穴压豆：选取心、肾、卵巢，以王不留行籽敷于耳穴之上。

4.心肾不交证

主要症状：月经周期延后，量少，色红，质稠或闭经；心悸怔忡，腰酸膝软，口燥咽干，五心烦热。心烦不寐，失眠健忘，头晕耳鸣。舌尖红，苔薄白，脉细数或尺脉无力。

治疗法则：清心降火，补肾调经。

基本方药：黄连阿胶汤（《伤寒论》）。

黄连、阿胶、黄芩、鸡子黄、白芍。

外治法：

①针刺治疗：选取关元、三阴交、子宫、神门，每日1次，每次留针20分钟。

②耳穴压豆：选取心、肾、卵巢、皮质下、神门，以王不留行籽敷于耳穴之上。

5.肾虚血瘀证

主要症状：月经周期延后，量少，色暗，质稠或闭经；腰酸膝软，胸闷胁痛。口干不欲饮，头晕耳鸣，口唇紫暗。舌质紫暗，边有瘀点或瘀斑，苔薄白，脉沉涩无力。

治疗法则：补肾益气，活血调经。

基本方药：肾气丸（《金匮要略》）合失笑散（《太平惠民和剂局方》）。

生地黄、山药、山茱萸、茯苓、牡丹皮、桂枝、泽泻、附子、五灵脂、蒲黄。

外治法：

①针刺治疗：选取关元、三阴交、子宫，每日1次，每次留针20分钟。

②耳穴压豆：选取心、肾、卵巢，以王不留行籽敷于耳穴之上。

6.气血虚弱证

主要症状：月经周期延后，量少，色淡，质稀或闭经；神疲肢倦，面色萎黄，头晕眼花，心悸气短。舌质淡，苔薄白，脉细弱或沉缓。

治疗法则：补气养血，和营调经。

基本方药：人参养荣汤（《太平惠民和剂局方》）。

人参、黄芪、白术、茯苓、陈皮、甘草、熟地黄、当归、白芍、五味子、远志、肉桂。

基本加减：腹胀便溏，去当归、熟地黄，加木香、砂仁。

外治法：

①针刺治疗：选取关元、三阴交、子宫、脾俞、足三里，每日1次，每次留针20分钟。

②耳穴压豆：选取心、肾、卵巢、脾，以王不留行籽敷于耳穴之上。

（二）其他外治法

1.隔姜灸

取穴：关元、三阴交、足三里。

方法：选取整块新鲜生姜，纵切成2~3mm厚度的姜片，在其上用针点刺小孔若干。施灸时，将一底面直径约10mm、高约15mm的圆锥形艾炷放置于姜片上，从顶端点燃艾炷，待快燃尽时在旁边接续一个艾炷。灰烬过多时及时清理。注意艾灸过程中要不断地移动姜片。

操作：先灸阳经穴，后灸阴经穴。每穴施灸5炷，至局部皮肤潮红、湿润为度。隔天1次，3个月为一个疗程，共治疗两个疗程。

2.艾灸

肾俞、脾俞、气海、足三里。隔日1次，每灸10次，可休息2~3天。

3.中药埋线

根据临床表现、舌脉，辨证加减用药，同时配合埋线取穴：脾俞、肾俞、肝俞、卵巢穴、三阴交（均取双侧）及关元，使用羊肠线或其他可吸收线对穴位进行植入。10天1次，3次为一个疗程。

4.穴位电刺激

取关元、中极、三阴交、子宫、天枢、肾俞、腰阳关、命门，频率为2Hz，强度为20~25mA，以病人感觉舒适为度。每日1次，留针30分钟。

（三）中医体质辨识

早在《黄帝内经》中已提出"圣人不治已病治未病，不治已乱治未乱"，"上工治未病，不治已病，此之谓也"等论述，现代中医由此引申出了"治未病"理论。早发性卵巢功能不全是一个渐进的过程，与 "未病先防、既病防变、瘥后防复" 的治未病核心思想十分契合。以"治未病"思想为指导，通过各种缓解患者临床症状的治疗措施，为延缓早发性卵巢功能不全的进展提供了可行性。早发性卵巢功能不全的发生与偏颇体质有一定的相关性，而体质的可调节性使我们可以通过改善偏颇体质来延缓疾病的发生发展。如可以通过饮食、运动、生活等方方面面的针对性措施来调理体质，补其不足，损其有余，纠正偏颇，从而保护卵巢功能，延缓卵巢储备功能减退的发生。

按王琦的体质辨识理论，POI患者以气郁质、气虚质、阴虚质、阳虚质为主。

1.气虚质

以疲乏、气短、自汗等气虚表现为主要特征。平素语音低弱，气短懒言，容易疲乏，精神不振，易出汗，舌淡红，舌边有齿痕，脉弱。

治疗法则：补气养血，和营调经。

基本方药：人参养荣汤（《太平惠民和剂局方》）。

人参、黄芪、白术、茯苓、陈皮、甘草、熟地黄、当归、白芍、五味子、远志、肉桂。

中成药：复方阿胶浆。

饮食调养：可选择食用具有健脾益气作用的食物，如粳米、扁豆、红薯、胡萝卜、牛肉、鸡肉等，饮食不宜过于滋腻。

2.气郁质

以神情抑郁、忧虑脆弱等气郁表现为主要特征。神情抑郁，情感脆弱，烦闷不乐，舌淡红，苔薄白，脉弦。

治疗法则：疏肝行气，开郁散结。

基本方药：柴胡疏肝散（《景岳全书》）。

陈皮、柴胡、川芎、香附、枳壳、白芍、甘草。

常用加减：胁肋痛者，可加郁金、青皮、当归、乌药。

中成药：定坤丹、逍遥丸、妇科调经片。

饮食调养：可选择食用具有行气解郁作用的食物，如橙子、橘子等柑橘类水果，佛手、藕、萝卜等蔬菜，还可用玫瑰花泡茶饮用。忌食辛辣油腻之品。

3.阴虚质

以口燥咽干、手足心热等虚热表现为主要特征。手足心热，口燥咽干，鼻微干，喜冷饮，大便干燥，舌红少津，脉细数。

治疗法则：滋补肝肾，养血调经。

基本方药：左归丸（《景岳全书》）。

熟地黄、山药、山茱萸、菟丝子、鹿角胶、龟甲胶、枸杞子、川牛膝。

常用加减：虚火上炎者，可去枸杞子、鹿角胶，加女贞子、麦冬；骨蒸潮热者，加地骨皮；腰膝酸痛者，加杜仲。

中成药：坤宝丸、六味地黄丸。

饮食调养：饮食上宜清淡，少食肥甘厚味、燥烈之品，可食用如鸭肉、猪肉、海鲜、奶制品、豆制品等食物；蔬菜水果可吃梨、藕、百合、莲子、银耳、苦瓜等。也可用麦冬、菊花、枸杞子、蜂蜜等泡茶饮用。

4.阳虚质

阳气不足，以畏寒怕冷、手足不温等虚寒表现为主要特征。平素畏冷，手足不温，喜热饮食，精神不振，舌淡胖嫩，脉沉迟。

治疗法则：温中补虚。

基本方药：当归生姜羊肉汤。

当归、生姜、羊肉。

基本加减：寒甚者，加肉桂，附子；气虚甚者，加黄芪、人参；肝肾不足者，加枸杞子、当归、何首乌、菟丝子。

中成药：金匮肾气丸、参茸白凤丸、调经促孕丸。

饮食调养：可食用温热性质的食物，如羊肉、鸡肉、红薯、山药、韭菜、茴香、洋葱、花椒、辣椒、胡椒等，避免食用苦瓜、冬瓜等寒凉之品。

五、预防

1.现代女性青春期时要承受繁重的课业压力，成年后更要在承担事业上责任与压力的同时兼顾家庭，为其心理及生理健康埋下隐患，因此养成规律的工作和生活习惯十分必要。只有做到劳逸结合、起居有常、睡眠充足，才能保证身体及精神的健康。其中特别要注意避免长期熬夜，熬夜易耗伤精血，经常熬夜会导致体内雌激素长期分泌不足，从而造成卵巢功能衰退。

2.加强体育锻炼，多做一些温和的有氧运动，如散步、快走、慢跑、打太极拳等运动。

3.女性情绪抑郁或焦虑可导致气郁不畅，脉络不和，从而造成月经的紊乱。应当多参加户外活动、旅游，广泛交友，开阔视野及心胸。

4.忌食辛辣厚腻之品，切勿暴饮暴食，需合理规范饮食结构，日常多食用新鲜蔬菜、水果、鱼类、猪瘦肉、鸡蛋等，尤其是富含维生素、多不饱和脂肪酸的食物。

六、健康教育处方

1.为维持骨骼健康及预防骨质疏松，推荐行雌激素补充治疗，并应保持健康的生活方式，包括负重运动、避免吸烟及维持正常的体质量。一旦被诊断为早发性卵巢功能不全，建议测定骨密度（BMD）。如被诊断为骨质疏松，应积极治疗，以防骨质进一步丢失，必要时加用其他治疗骨质疏松的药物。

2.生活方式是导致早发性卵巢功能不全重要的危险因素。过度减肥易造成体内脂肪急剧减少，过低的体脂率会影响体内雌激素的水平，进而影响卵巢功能。要科学减肥，合理营养。过度追求骨感，限制饮食，容易造成营养不良，引发内分泌紊乱，进而导致卵巢萎缩和功能减退。饮食应多样化，每天吃一些富含蛋白质的食品（如鱼、蛋、瘦肉、动物内脏、豆制品、牛奶等），多吃富含维生素、无机盐的新鲜蔬菜和水果，控制高脂、高盐饮食的摄入。

3.长期精神压力过大，会导致自主神经功能紊乱，影响人体内分泌的调节，使雌激素减少，导致早发性卵巢功能不全。此外，抽烟、酗酒、过度劳累、缺乏体育锻炼等不良生活习惯也是形成早发性卵巢功能不全的危险因素之一。

4.体育锻炼有利于改善神经系统的调节功能，可以放松身心，提高人体免疫力，减缓早发性卵巢功能不全的进程。女性每天应当坚持体育锻炼30分钟以上，上下楼时尽量走楼梯，久坐者要经常站起来活动。

5.做好避孕工作。适度的性生活有利于保持女性生殖器官健康和预防其萎缩、退化。应避免人工流产，人工流产次数多会引起体内激素代谢紊乱，导致排卵障碍等卵巢功能减退的表现。

6.为了减轻早发性卵巢功能不全对女性及其家庭造成的伤害，有早发性卵巢功能不全家族史的女子在结婚后应尽早备孕。

七、典型医案

医案一

薛某，女，31岁。初诊时间：2021年8月27日。

主诉：月经周期延后，量少两年余。

现病史：12岁初潮，平素月经规律，7~8天/30天，量中等，色鲜红，偶有小血块。于2019年无明显诱因出现月经延后，推迟8~10天，且经量减少。末次月经2021年7月12日，量少，色红，质稠，仅用护垫即可，3天即净，常感手心发热，偶有潮热汗出及失眠多梦，舌红，少苔，脉细数。

既往史：2015年行巧克力囊肿手术，2016年在当地医院药物流产1次，2017年在当地医院人工流产1次，2019年上宫腔节育器。

孕产史：已婚，G_3P_1。

妇科内诊：外阴未见异常。

阴道：畅，有少量分泌物。

宫颈：肥大，未见节育器脱出。

子宫及双侧附件：未见明显异常。

辅助检查：B超示子宫内膜0.9cm，宫颈可见1.1cm×1.0cm高回声区，宫颈前后径3.6cm，左卵巢可见2.7cm×2.1cm、0.9cm×0.7cm囊性区。β-HCG<0.1 mIU/ml，孕酮0.228ng/ml，雌二醇1679 pmol/L。

诊断：早发性卵巢功能不全。

中医辨证：肝肾阴虚证。

治法：滋补肝肾，养血调经。

处置： 嘱患者服用达芙通，10mg/次，每日两次，服用10天，待月经来潮后化验性激素六项、甲状腺功能、肝功能、肾功能、血常规。

二诊（2021年9月10日）： 患者口服达芙通10天，停药两天后月经来潮，末次月经2021年9月7日至今，经量较以前增多，色暗，有血块，伴轻微腹痛及腰困。嘱患者行实验室检查。

三诊（2021年9月13日）： 末次月经2021年9月7日至9月11日，甲状腺功能、肝功能、肾功能、血常规检查结果均未见异常，性激素六项：促卵泡生成素29.01mIU/ml，黄体生成素4.1 mIU/ml，雌二醇97.99 pmol/L，催乳素278.5 μIU/ml，睾酮0.297 nmol/L，孕酮0.355ng/ml。B超：子宫内膜0.3cm，宫颈可见多个无回声区，较大为1.2cm×1.0cm，左侧卵巢内见1.7cm×1.3cm无回声区，右侧卵巢外上方见1.3cm×0.9cm无回声区。患者要求观察一个月再服用药物。

四诊（2021年10月20日）： 末次月经2021年10月15日至10月18日，量少，色鲜红，偶有血块，伴小腹坠胀及腰困，纳差，舌红，少苔，脉弦数。B超：子宫内膜0.3cm，宫颈可见多个无回声区，较大者直径0.9cm，右侧卵巢外上方见1.6cm×1.1cm无回声区。

方药： 生地黄20g，熟地黄20g，山药15g，山茱萸6g，茯苓10g，牡丹皮10g，肉苁蓉10g，当归10g，川芎6g，赤芍10g，白芍10g，党参10g，麦冬10g，蝉蜕6g，鸡内金10g，神曲10g。7剂，日1剂，水煎服。

五诊（2021年10月27日）： 末次月经2021年10月15日至10月18日，10月25日阴道可见少量褐色分泌物，孕酮 0.37ng/ml，嘱患者测量基础体温。

方药：生地黄20克，熟地黄20g，山药15g，山茱萸6g，茯苓10g，牡丹皮10g，肉苁蓉10g，当归10g，川芎6g，赤芍10g，白芍10g，党参10g，神曲10g。7剂，日1剂，水煎服。

六诊（2021年11月25日）：末次月经2021年10月15日，停经40天，偶有潮热汗出，舌尖红，脉细数，β–HCG＜0.1 mIU/ml。

方药：女贞子15g，枸杞子15g，桑寄生15g，菟丝子15g，续断15g，巴戟天10g，覆盆子15g，沙苑子15g，生地黄20g，熟地黄20g，赤芍15g，白芍15g，阿胶10g（烊化），紫河车10g（捣碎冲服），香附10g，黄芪30g，桑葚10g，川牛膝10g。7剂，日1剂，水煎服。

七诊（2021年12月1日）：末次月经2021年11月28日至今，量偏少，色淡红，促卵泡生成素 39.7mIU/ml，雌二醇 45.6pmol/L，舌尖红，脉细数。

方药：女贞子15g，枸杞子15g，桑寄生15g，菟丝子15g，续断15g，巴戟天10g，覆盆子15g，沙苑子15g，生地黄20g，熟地黄20g，赤芍15g，白芍15g，阿胶10g（烊化），香附10g，黄芪30g。7剂，日1剂，水煎服。

按：该患者月经周期延后，月经量少，色红，质稠，伴小腹坠胀及腰困，偶有失眠多梦，舌尖红，脉细数，中医辨证为肝肾阴虚证，故先以左归丸加减调理肝肾，方中熟地黄滋肾益精，枸杞子补肾益精、养肝明目，佐山茱萸养肝滋肾、涩精敛汗，山药补脾益阴、滋肾固精。后期用七子益肾理冲汤加减，方中以女贞子、枸杞子、沙苑子、桑葚益肾气、滋肾阴，菟丝子、巴戟天、覆盆子补肾阳、益精血，桑寄生、续断补肝肾、强筋骨，使补而不滞，尽显益肾理冲之意；香附疏肝理气，柔疏结合，使冲脉得理；黄芪补气健脾，气行则冲脉条达。全方共奏益肾养肝、调理冲脉之功，以期肾精旺、肾气盛、肝血充，致冲脉血海满则溢，进而月经调。

医案二

郭某，女，32岁。初诊时间：2021年11月17日。

主诉：月经量少1年余。

现病史：13岁初潮，平素月经规律，5天/30天，量中等，色鲜红，偶有血块，末次月经2021年11月1日。自述升职后因工作量增加及人事关系复杂，精神压力逐渐增大，随后经量开始逐渐减少，自2021年8月起，自觉月经量较以前明显减少，色暗红，质稠，仅用护垫即可，3天即净，伴腰困，潮热汗出，劳累时有腿软现象，眠差多梦，大便干，偶有便秘，常感口干，舌红、少苔，脉弦细。

孕产史：已婚，G_0P_0。

妇科内诊：外阴未见异常。阴道：畅，少量分泌物。宫颈：光滑，无抬举痛。子宫及双侧附件：未见明显异常。

辅助检查：外院性激素六项检查示促卵泡生成素26.35mIU/ml，黄体生成素12.44mIU/ml，雌二醇20.7pmol/L，催乳素258.1μIU/ml，睾酮0.265nmol/L，B超：子宫大小正常，子宫内膜0.6cm，双侧附件未见异常。

诊断：卵巢功能减退。

中医辨证：肝肾阴虚证。

治法：滋补肝肾，养血调经。

方药：女贞子15g，菟丝子15g，枸杞子15g，覆盆子15g，杜仲10g，续断15g，桑寄生10g，巴戟天10g，香附10g，黄芪30g，鸡血藤15g，鸡内金10g。7剂，日1剂，水煎服。

二诊（2021年11月27日）：仍有潮热汗出，劳累腿软现象有所好转，舌红少苔，脉数。

方药：女贞子15g，菟丝子15g，枸杞子15g，覆盆子15g，杜仲10g，续断15g，桑寄生10g，巴戟天10g，香附10g，黄芪30克，鸡血藤15g，肉桂3g，黄连3g。7剂，日1剂，水煎服。嘱月经来潮行性激素检测。

三诊（2021年12月14日）：末次月经2021年12月1日，自觉乏力、潮热好转，口干，舌红，脉弦细。性激素六项检查：促卵泡生成素20.46mIU/ml，黄体生成素7.2mIU/ml，雌二醇35.26pmol/L，催乳素216.2μIU/ml，睾酮0.12nmol/L。

方药：当归15g，川芎6g，生地黄15g，白芍15g，益母草15g，泽兰10g，川牛膝10g，甘草6g，延胡索10g，没药10g，肉桂3g，干姜3g，黄连3g，清半夏6g，杜仲10g，续断10g。7剂，日1剂，水煎服。

四诊（2021年12月15日）：患者感劳累腿软现象消失，仍有潮热汗出及口干。

方药：女贞子15g，菟丝子15g，枸杞子15g，覆盆子15g，香附12g，续断10g，巴戟天15g，黄芪30g。7剂，日1剂，水煎服。

五诊（2021年12月27日）：患者述乏力感消失，潮热好转，汗出减少，纳差，舌红少苔，脉弦细。

方药：女贞子15g，菟丝子15g，枸杞子15g，覆盆子15g，香附12g，续断10g，巴戟天15g，黄芪30g，桑寄生10g，炒莱菔子

15g。7剂，日1剂，水煎服。

按： 该患者辨证为肝肾阴虚证，其因压力过大而致情志不疏，致使肝气郁结，疏泄失常，气血不调，日久则气郁化火，灼伤阴液。肝肾之阴液互相滋生，肾精需要肝血的不断供应、充养，使血化为精，精气才能充盈，若肝阴不足，自不能下藏于肾。孙教授认为，肝、肾两脏，肝藏血，肾藏精，精血不足，冲任虚损，经血化生不足，故月经渐少，甚至闭止。肾主骨，生髓，脑为髓海，肾虚则不能上养清窍、濡养腰膝，可见头晕耳鸣、腰膝酸软等症。阴虚生内热，则易出现口干咽燥，潮热汗出。肾气不足，肝血不荣。舌红苔少，脉弦为肝肾阴虚之象。治疗应以补肾活血、益肾填精为主，故以七子益肾理冲汤加减，其中以女贞子、枸杞子、沙苑子、桑葚益肾气、滋肾阴，菟丝子、巴戟天、覆盆子补肾阳、益精血，桑寄生、续断补肝肾、强筋骨，使补而不滞，尽显益肾理冲之意；香附疏肝理气，柔疏结合，使冲脉得理；黄芪补气健脾，气行则冲脉条达，鸡血藤活血补血调经。全方益肾养肝、调理冲脉，使肾精旺、肾气盛、肝血充，致冲脉血海满则溢，进而月经调。

早发性卵巢功能不全指女性在40岁之前出现性腺功能的减退，引起月经紊乱、不孕等症状。孙教授认为此病以肾虚为本，治疗中补肾贯穿始终，兼顾疏肝、健脾、清心。上述两则医案均是月经量少，同为肝肾阴虚而引起，故孙教授以滋肾填精养肝治疗，遂见佳效。

（檀莹）

第五章　子宫内膜异位症

一、概述

子宫内膜异位症（内异症）指子宫内膜组织（腺体和间质）在子宫腔被覆内膜及子宫以外的部位出现、生长、浸润，反复出血，继而引发疼痛、不孕及结节或包块等。内异症是育龄期妇女的多发病、常见病。内异症病变广泛、形态多样，极具侵袭性和复发性，具有性激素依赖的特点。流行病学调查显示，生育期是内异症的高发时段，其中76%在25~45岁，与内异症是激素依赖性疾病的特点符合。近年来发病率呈明显上升趋势，与社会经济状况呈正相关，与剖宫产率增高、人工流产与宫腹腔镜操作增多有关，在慢性盆腔疼痛及痛经患者中的发病率为20%~90%，25%~35%不孕患者与内异症有关，妇科手术中有5%~15%的患者被发现有内异症存在。

二、中医对本病的认识

内异症异位内膜组织周期性出血，中医学称之为"离经之血"。唐容川在《血证论》中认为，既然是离经之血，虽清血、鲜血，亦是瘀血。血瘀是贯穿内异症发生发展过程中的中心环节，也是内异症最基本的病理基础。瘀血阻滞，气血运行不畅，不通则痛，引发痛经；瘀滞日久，则成癥瘕；瘀血内停，阻滞冲任胞宫，不能摄精成孕，故婚久不孕。本病的基本病机为"瘀血阻滞胞宫、冲任"。常见的病因病机如下。

（一）气滞血瘀

素性抑郁，或恚怒伤肝，木失条达，气机不畅，血行迟滞，瘀血内阻胞宫、冲任，发为本病。

（二）寒凝血瘀

经期、产后胞脉空虚，摄生不慎，或感受寒邪，或冒雨涉水，或久居阴冷之地，或为生冷所伤，寒凝血瘀，阻滞胞宫、冲任为病。

（三）肾虚血瘀

禀赋不足，或因房劳多产，或为人流手术所伤，致肾气亏损，阳气不足，温煦失职，血行迟滞，瘀血阻滞胞宫、冲任而致本病。

（四）气虚血瘀

素体脾虚，或因饮食劳倦、忧愁思虑所伤，或大病久病耗气失血，气虚运血无力，血行迟滞致瘀，瘀阻胞宫、冲任；或脾虚失运，水湿内生，湿聚成痰，痰湿与瘀血相结，蕴积胞宫、冲任，发为本病。

三、孙久龄对本病的认识

孙教授认为，痰瘀互结兼肾虚是本病的发病关键。子宫内膜异位症的发生与"瘀"密切相关，瘀血阻滞是其一系列症状和体征的主要原因。瘀血停蓄体内，引发一系列的病理变化，瘀血留滞于体内，必然影响局部气血的运行，气机的升降出入紊乱，水液代谢障碍，水液停蓄凝聚而成痰饮，痰瘀互结，凝聚坚结，终成癥瘕。瘀血、气滞、痰湿之间互为因果，瘀血停蓄是其病理基础，气机郁滞，痰湿内生，又是形成病理过程的重要环节。另外，瘀血是子宫内膜异位症的病理基础，瘀血的形成往往与机体气血不和、脏腑功能失调有关。子宫内膜异位症发病后，瘀血停滞，癥瘕形成，日久必然进一步影响气血的运行，影响脏腑的功能，久病及肾，肾虚也是子宫内膜异位症的主要病机之一。总之，瘀血、痰湿、肾虚三者互为因果，形成恶性循环，导致子宫内膜异位症的发生。

四、孙久龄诊治本病的特色

对于子宫内膜异位症的治疗，非经期以治本为主，治以祛瘀止痛、化痰散结，并兼补肾之法，经期则以化瘀止痛为大法。另外，本病的治疗应根据患者的年龄、症状、病变部位和范围、生育要求等全面考虑，制订个体化方案。孙教授在治疗内异症患者时，首先询问患者是否有生育要求，而后结合患者年龄及病史，给出适合患者的最佳治疗方案。患者如果有生育要求，尤其是未曾生育的患者，孙教授往往抓住其最主要矛盾，治疗上以调周期、促排卵、助孕为主，辨证思路应回归到月经病及不孕症的治疗上，活血化瘀法可用于月经期、卵泡期及排卵期，但黄体期不用或慎用，同时活血化瘀药味应少、药量应小。对于没有生育要求的患者，究其血瘀的本质，应以活血化瘀法为首并贯穿于治疗的始终。在非经期时，选用益母草、生牡蛎等活血化瘀、软坚散结的药物，而不选用三棱、莪术、水蛭等破血逐瘀的药物。益母草、生牡蛎既能化瘀，又不增加离经之血的血量。子宫内膜异位症可导致输卵管通而不畅，可使用炮山甲、路路通、皂角刺、蜈蚣、丝瓜络等，以增强化瘀通络之效。另外，子宫内膜异位症患者的主要病机虽为痰瘀互结，但久病及肾，"四脏相移，必归脾肾"，常见症状如腰痛、形寒肢冷、小便清长、不孕症等，此时可加用续断、桑寄生、菟丝子、巴戟天、牛膝等补肝肾的药物。有研究显示：补肾药既可促进卵泡发育，又可提高人体的免疫功能，改善腹腔内微环境，形成不利于异位的子宫内膜生长的微环境。经期则以化瘀止痛为大法，可加入制乳香、制没药、延胡索，以加强定痛之功。并嘱患者在经期及经前忌生冷之品，并注意避寒，忌食辛辣厚味之品。

（一）辨证论治

辨病与辨证相结合，是现阶段中医药治疗本病的主要思路。在辨证上，常谨守"瘀阻胞宫、冲任"之基本病机，治以"活血化瘀"之法，同时根据疼痛主证的部位、性质、程度及伴随证、舌脉象，结合病史寻求血瘀的成因，分别予以理气行滞、温经散寒、补肾温阳、健脾益气、清热凉血、化痰除湿诸法治之。瘀久积而成癥者，又当散结消癥。同时注意月经周期的不同阶段治有侧重，经期以调经止痛为先，平时重在化瘀攻破。病程长者，常因瘀久成癥，多需配用散结消癥的药物。由于本病疗程较长，用药又多为攻伐之剂，宜择时佐配补肾、益气、养血之品，以预培其损。

1.气滞血瘀证

主要症状：经行下腹坠胀剧痛，拒按，甚或前后阴坠胀欲便；经血或多或少，经色暗，夹有血块；盆腔有结节、包块；胸闷乳胀，口干便结；舌紫暗或有瘀斑，脉弦或涩。

治疗法则：理气行滞，化瘀止痛。

基本方药：膈下逐瘀汤（《医林改错》）。

当归、川芎、赤芍、桃仁、红花、枳壳、延胡索、五灵脂、乌药、香附、牡丹皮、甘草。

常用加减：前阴坠胀者，加柴胡、橘叶、炒川楝子理气行滞。肛门坠胀欲便或便结者，加大黄化瘀通腑。盆腔有结节、包块者，酌加血竭、三棱、土鳖虫、穿山甲（注意使用替代品）化瘀消癥。经血量多者加茜草根、炒蒲黄、三七粉、益母草化瘀止血。

2.寒凝血瘀证

主要症状：经前或经期小腹绞痛、冷痛、坠胀痛，拒按，得热痛减；经量少，色暗红，经血淋沥难净，或见月经愆期、不孕；畏寒肢冷，或大便不实；舌质淡胖而紫暗，苔白，脉沉弦或紧。

治疗法则：温经散寒，活血化瘀。

基本方药：少腹逐瘀汤（《医林改错》）。

小茴香、干姜、延胡索、没药、当归、川芎、肉桂、赤芍、蒲黄、五灵脂。

常用加减：经血淋沥难净者，加艾叶、炮姜、益母草温经止血。素体阳虚，畏寒肢冷，脉沉细者，加补骨脂、制附子、巴戟天温肾助阳。见盆腔包块者，酌加桃仁、三棱、莪术、土鳖虫活血消癥。

3.肾虚血瘀证

主要症状：经行腹痛，腰脊酸软；月经先后不定期，经量或多或少，不孕；神疲体倦，头晕耳鸣，面色晦暗，性欲减退；盆腔有结节、包块；舌质暗淡，苔白，脉沉细。

治疗法则：补肾益气，活血化瘀。

基本方药：仙蓉合剂（经验方）。

仙灵脾、肉苁蓉、制何首乌、菟丝子、党参、黄芪、莪术、丹参、赤芍、延胡索、川楝子、牛膝。

常用加减：方中仙灵脾、肉苁蓉补肾助阳，制何首乌、菟丝子滋肾补肾，党参、黄芪健脾益气，莪术、丹参、赤芍活血化瘀，延胡索、川楝子行滞止痛，牛膝引诸药下行以达病所。腰脊酸软加桑寄生、续断、杜仲补肾壮腰；若经血量多，加炒蒲黄、茜草、益母草化瘀止血；腹痛甚，加五灵脂、血竭、三七化瘀止痛；盆腔结节包块，酌加桃仁、乳香、没药化瘀消癥。

4.气虚血瘀证

主要症状：经行腹痛，量或多或少，色暗淡、质稀或夹血块，肛门坠胀不适；面色无华，神疲乏力，纳差便溏；或见盆腔结节、包块；舌淡胖、边尖有瘀点，苔白或白腻，脉细或细涩。

治疗法则：益气温阳，活血化瘀。

基本方药：举元煎（《景岳全书》）合桃红四物汤（《医宗金鉴》）。

人参、黄芪、白术、升麻、炙甘草、桃仁、红花、熟地黄、当归、川芎、赤芍。

常用加减：若经血量多，行经期宜去桃仁、红花，加茜草、乌贼骨、三七化瘀止血；腹痛甚，加蒲黄、五灵脂、延胡索、乌药化瘀止痛；胸闷泛恶、痰多，盆腔有结节、包块，苔腻者，为痰湿瘀阻之候，酌加皂角刺、昆布、海藻、薏苡仁、穿山甲、三棱、浙贝母化痰除湿、软坚散结。

5.热灼血瘀证

主要症状：经前或经行发热，小腹灼热、疼痛拒按；月经提前、量多、色红质稠有块或淋沥不净；烦躁易怒，溲黄便结；盆腔结节、包块触痛明显；舌红有瘀点，苔黄，脉弦数。

治疗法则：清热凉血，活血化瘀。

基本方药：小柴胡汤（《伤寒论》）合桃核承气汤（《伤寒论》）加牡丹皮、红藤、败酱草。

柴胡、黄芩、人参、甘草、大枣、半夏、生姜、桃仁、桂枝、大黄、芒硝、牡丹皮、红藤、败酱草。

常用加减：经量多或淋沥不净者，加茜草、益母草、大小蓟凉血化瘀止血；疼痛甚者，加炒蒲黄、五灵脂、延胡索化瘀止痛；盆腔有结节、包块者，酌加三棱、莪术、鳖甲、半枝莲消癥散结。

（二）中医体质辨识

研究发现，血瘀质和气虚质是本病的易发体质。

1.血瘀质

主要症状：经行腹痛，疼痛较剧，拒按，或经血中多凝血块，或经色紫黑有块；平素面色晦暗，皮肤偏暗或色素沉着，容易出现瘀斑，口唇暗淡或紫，眼眶暗黑，鼻部暗滞，发易脱落，肤干，有出血倾向、吐血。舌质暗、有瘀点、片状瘀斑，舌下静脉曲张，脉象细涩或结代。

治疗法则：活血祛瘀，行气止痛。

基本方药：膈下逐瘀汤（《医林改错》）。

当归、川芎、赤芍、桃仁、红花、枳壳、延胡索、五灵脂、乌药、香附、牡丹皮、甘草。

2.气虚质

主要症状：经行腹痛；量或多或少，色暗淡、质稀或夹血块，肛门坠胀不适；平素语音低怯，气短懒言，肢体容易疲乏；精神不振，易出汗，面色偏黄或㿠白，目光少神，口淡，唇色少华，毛发不华，头晕，健忘，大便正常，或有便秘，但不结硬，或大便不成形，便后仍觉未尽，小便正常或偏多。舌淡红，舌体胖大、边有齿痕，脉象虚缓。

治疗法则：益气健脾。

基本方药：举元煎（《景岳全书》）。

人参、黄芪、白术、升麻、炙甘草。

（三）外治法

1.普通针刺

主穴：合谷、三阴交、关元、气海、中极、子宫、归来、十七椎等。

配穴（根据辨证灵活选取）：气滞血瘀配肝俞、膈俞、阴交、血海、太冲，寒凝血瘀配血海、命门，阳虚内寒配腰阳关、次髎等，湿热配中极、膀胱俞、带脉、曲池、委中、阴陵泉、三阴交、蠡沟，气血虚弱配血海、关元俞、中脘、天枢、足三里、脾俞、胃俞，肝肾亏虚配肝俞、肾俞、命门。

操作要点：①合谷、三阴交、太冲均用捻转泻法，余穴根据辨证采用虚补实泻。②针刺关元，宜用连续捻转手法，使针感向会阴部传导。③背俞穴采用平刺或透刺的方法，不宜直刺，进针不宜过深。④月经来潮前3~5天开始治疗，直到月经期结束。每日1次，每次20~30分钟，10次为1个疗程，连续治疗2~3个月经周期。

2.电针

选穴：同普通针刺。

操作要点：各穴位常规针刺得气后，关元穴与一侧三阴交穴为一组电极，中极穴与另一侧足三里为一组电极（穴位灵活选配），予以连续波或疏密波，施以中等强度电流刺激，以患者能耐受为度。电针治疗每次20~30分钟，每日1次，于经前3~5天开始治疗，直到月经期结束，10次为1个疗程，连续治疗2~3个月经周期。

3.温针灸

穴位：子宫、关元、气海、中极、归来、三阴交、肾俞、地机、次髎等。

操作要点：患者取平卧或俯卧位，针刺穴位得气后，于针柄上放置艾团（艾炷），点燃并留针20~30分钟。

4.穴位埋线

主穴及配穴：参照普通针刺。

操作要点：取一次性注射针头接一次性平头针灸针芯，穴位局部消毒；取一段适当长度（1cm左右）的可吸收性外科缝线，放入一次性注射针头的前端，线头勿超出注射针头；用一手拇指和食指固定拟进针穴位，另一只手持针刺入；选择适当方向刺入，达到所需的深度后，边推针芯，边退针管，将线埋在穴位的肌层或皮下组织内；拔针后用无菌干棉球按压针孔止血，再敷以无菌敷贴。

注意事项：①根据病程长短和辨证选取穴位和数量，一般选择8~10穴。②尽量选择肌肉丰厚的穴位，三阴交等穴位慎重选用，以避免形成血肿。③操作时应根据不同穴位选择埋入深度及方向。④糖尿病、蛋白质过敏及其他可能影响吸收的情况禁止埋线。⑤若埋线时出现晕针，立即停止治疗。⑥埋线后3日内针孔不碰水，饮食清淡，避免剧烈活动。⑦重复埋线时，局部有硬结则该部位不能再次操作，注意无菌操作。⑧穴位埋线一般于非经期进行，半月埋线1次，连续3~5次为1个疗程。

5.耳针或耳穴压豆或耳部掀针

穴位：子宫、肾、屏尖、卵巢、脑垂体、下焦、盆腔、内分泌等。

操作要点：对上述穴位常规消毒后，毫针进针时以左手固定耳郭，右手进针，进针深度以穿破软骨但不透过对侧皮肤为度，捻转后留针30~60分钟，出针后用消毒干棉球压迫针孔。或在上述穴位进行耳穴压豆或耳部掀针（掀针可以直接埋入耳穴内）。

注意事项：①耳针治疗对气滞血瘀、寒凝血瘀型痛经疗效较好。②耳针注意严格消毒，取针后压迫止血彻底。③耳针以2~3天1次为1个疗程，经前1周至经期进行，2~3个月经周期为1个疗程。④耳穴压豆每日自行按压30~60秒，3~7天更换1次，双耳交替进行，3~5次为1个疗程。耳部掀针埋入后，每天定时刺激，3天后患者自行取下，3~5次为1个疗程。

6.直接灸或隔物灸

穴位：关元、气海、中极、地机、次髎、足三里、三阴交、阳池、三焦俞等。

操作要点：以辨证选穴和经验取穴为主，选取5~8穴。可用艾条悬灸或用灸盒施灸。对下焦虚寒较重的患者，可采用隔物灸。隔物灸有隔姜灸、隔盐灸等。

隔姜灸：将艾炷放置在姜片上，从顶端点燃艾炷，待快燃尽时在旁边接续一个艾炷。灰烬过多时及时清理。注意艾灸过程中要不断地移动姜片，以局部出现大片红晕潮湿、患者自觉温热为度。每穴灸5~7壮小艾炷。

隔盐灸：一般用于神阙穴施灸，将干净纱布覆盖在脐孔上，在脐孔内填满盐，盐上放姜片，姜片上放置小艾炷后施灸，以患者感觉腹腔温热为度。

注意事项：灸法对各种证型的痛经均有效，对虚证和寒证的痛经效果尤其突出。灸法可在经前2~3天开始施灸，每天1次，5次为1个疗程，共治疗3个疗程。

7.热敏灸

穴位：关元、中极、子宫、气冲、次髎、三阴交等。

操作要点：要对热敏高发穴位关元、中极、子宫、气冲、次髎、三阴交等进行热敏探查（热敏穴位对艾热异常敏感，易产生经气传感，故治疗前要用艾条悬灸探查热敏穴位，热敏穴位会出现透热、传热、扩热等现象）并标记。

灸感：①关元、中极单点温和灸：患者可自觉热感透至腹腔并扩散至整个腹部，灸至热感消失。②子宫穴位双点温和灸：患者可自觉热感透至腹腔并扩散至整个腹部，灸至热感消失。③气冲、三阴交穴位双点温和灸：患者可自觉热感透至会阴及向下肢传导，灸至热感消失。④次髎穴双点温和灸：患者可自觉热感深透至腹腔，或扩散至腰骶部，或向下肢传导，灸至热感消失。热敏灸可每日或隔日1次，经前3~5天开始治疗，连续治疗7次为1个疗程。

8.推拿

主穴：气海、关元、中极、肾俞、膈俞、八髎等。

配穴或配合经络：气滞血瘀配肝俞、膈俞、血海、三阴交、太冲，寒凝血瘀配血海、三阴交、命门，湿热蕴结配中极、膀胱俞、委中、阴陵泉、三阴交、蠡沟，气血虚弱配中脘、天枢、足三里、脾俞、胃俞、督脉，肝肾亏虚配肝俞、命门、膀胱经第一侧线、涌泉。

操作要点：①用掌摩法或掌揉法顺时针方向揉摩小腹5~10分钟。②用一指禅按揉气海、关元等腹部穴位，以酸胀为度，每穴两分钟。③按揉腰骶部10~15分钟。④按揉肝俞、肾俞、命门、八髎等背部穴位，每穴两分钟。⑤用擦法擦八髎穴，以透热为度。⑥点按三阴交、足三里、涌泉等穴位。经前1周治疗3次，连续治疗3个月。

9.穴位贴敷

主穴：神阙、关元、气海、中极、三阴交、子宫、次髎、足三里、十七椎等。

配穴：脾肾阳虚加腰阳关、肾俞，湿热型加膀胱俞、带脉等；气滞血瘀加水道、地机、血海等。

主要方药：当归、川芎、白芍、延胡索、乳香、蒲黄、五灵脂、大黄、肉桂。

暖宫止痛贴（适合寒凝血瘀、气滞血瘀证）：加入桂枝、艾叶、三七、姜黄、香附、乌药、白芥子。

健脾温肾贴（适合脾肾气虚、阳虚体弱证）：加入仙灵脾、蛇床子、川乌。

清热利湿贴（适合湿热证）：加入忍冬藤、大血藤、赤芍、栀子。

补肾活血贴（肾虚血瘀证）：加入桑寄生、续断、三棱、透骨草。

操作要点：以上药物各等份，研细为末备用。以黄酒或姜汁或蜂蜜调和成糊状。取适量药膏（每穴取2~3g），敷贴于患者穴位（每次选取4~6穴），用胶布固定。于经前7天贴敷以上穴位，每天1次，每次4~6个小时，连贴5~7天，连续3个月经周期。病程顽固或体质较差者，可以增加三伏贴与三九贴。贴药时间每年三伏天与三九天各贴敷1次，连续3次为1个疗程。需要强化治疗者，可增加敷贴1~2次。一般连续治疗3个疗程（3年）。

10.中药封包

（1）虚寒瘀证（适合气滞血瘀证、寒湿凝滞证、气血虚弱证、肝肾亏虚证）：益母草40g，鸡血藤40g，桃仁40g，红花40g，艾叶40g，川椒40g，木通10g，吴茱萸60g，黄芪30g，当归6g，川芎60g，木香60g，小茴香60g，淮山药30g，山茱萸30g。

（2）湿热瘀证：白花蛇舌草30g，红藤30g，败酱草30g，黄柏20g，薏苡仁30g，苦参30g。

操作要点：①将事先调配好的中草药研成粉末并和匀，取药粉300g装入自制无纺布药袋（规格20cm×30cm）并封口，制成药物封包。②将食盐500g装入自制的普通布袋（规格20cm×30cm）内封包制成盐包。③将盐包放入恒温箱中加热至60℃。④治疗时将药物封包放置于患者治疗部位，取出加热后的盐包装入自制无纺布袋（规格25cm×40cm）内，放置于药物封包上，通过盐包加热药物封包，熨烫治疗部位。每日1~2次，每次20~30分钟，5~7天更换一个药袋，14天为1个疗程，治疗3个疗程，经期停用。盐包温度不宜过高，避免灼烧皮肤。也可将药包高温蒸热后，隔毛巾放置于腰腹部热熨。⑤如局部皮肤刺激或过敏，立即停用。

11.中药足浴

药物：益母草15g，桃仁15g，延胡索15g，香附15g，小茴香15g，艾叶15g。

操作要点：将中药水煎，去渣取液1000ml左右，加清水3L左右，倒入深度为60~80cm的药浴袋中，双小腿伸入袋内后，一起放入装满40℃温水的泡洗桶内，袋内药液浸润至足三里附近。中药泡脚适合于虚证及寒证的痛经。每次泡洗30分钟左右，每天1次，经前1周开始，连续7天，行经时停止泡洗，连续治疗3个月经周期为1个疗程。泡洗以全身微汗出为度，泡洗后避风寒，注意清淡饮食。

12.脐疗

方药：①气滞血瘀证：香附、乌药、川芎、桃仁、红花、五灵脂、延胡索、冰片等药各等份。②寒凝血瘀证：吴茱萸、小茴香、乳香、没药、赤芍、五灵脂、延胡索等药各等份。

操作要点：将上述药物粉碎密封备用，治疗时将药粉填于脐内，艾条熏灸脐部至腹腔温热。每次操作约30分钟，月经前7天左右开始实施，隔3天1次，直至月经来潮停止施用，3个月经周期为1个疗程。饭后半小时内不宜操作。保持室内空气流通。结束后饮温热水，治疗期间禁服冷饮。

五、预防

（一）疾病预防

内异症病因不明确、致病因素多，并且其组织学发生复杂，因此预防作用有限，主要注意以下几点以减少其发病。

1.防止经血逆流

及时发现并治疗引起经血潴留的疾病，如先天性梗阻性生殖道畸形和继发性宫颈粘连、阴道狭窄等。

2.药物避孕

口服避孕药可抑制排卵、促使子宫内膜萎缩，降低内异症的发病风险，有高发家族史、容易带器妊娠者可以选择。

3.防止医源性异位内膜种植

尽量避免多次宫腔手术操作。进入宫腔内的手术，缝合子宫壁时避免缝线穿过子宫内膜层，手术结束后应冲洗腹壁切口。月经前禁做输卵管通畅试验，以免将内膜碎屑推入腹腔。宫颈及阴道手术不宜在经前进行，以避免经血中的内膜碎片种植于手术创面。行人工流产吸宫术时，宫腔内负压不宜过高，并应避免突然将吸管拔出。

（二）日常生活方式干预

生活方式干预：

（1）调情志，保持心情舒畅。

（2）在月经来潮前及经期要注意防寒保暖，不食生冷辛辣食物，不参加过重的劳动和剧烈运动。

（3）尽量避免人流等各种宫腔手术，禁经期同房等，预防继发性痛经的发生。

（4）平时适当地进行体育锻炼，增强体质，少食生冷。

（5）劳逸结合，生活有规律。

（6）子宫内膜异位症属中医之阳证、热证、实证，因此应当忌一切兴阳、温燥、滋腻之品。

饮食禁忌：

（1）辣椒：性味辛热，为大忌。

（2）羊肉：味甘性大热，助热伤阴，忌食。

（3）牛肉：性味甘温，温中养胃，消肿除湿。慎食。

（4）鹿肉：鹿性大补助阳，儿童、青少年、患热性病证者忌食。

（5）豆类：黄豆、黑豆、红豆等，勿偏嗜。

（6）肥甘滋腻：肥肉及动物内脏等慎食。

药物禁忌：

（1）兴阳类药物，如仙茅、仙灵脾、鹿茸等。

（2）温燥类药物，如附子、肉桂、川乌、草乌等。

（3）滋腻黏滞之品，如熟地黄、阿胶、龙眼肉等。

六、健康教育处方

1.青春期少女也会得子宫内膜异位症吗

以往都认为青春期少女很少发生子宫内膜异位症，初潮前不会患此病，初潮至少5年后才可能患此病，因此无论是医师还是患者，往往对青春期的子宫内膜异位症认识不足，对于青春期少女出现的痛经也往往缺乏重视，多以原发性痛经处理，很少进行必要的妇科检查和超声检查。家长们也多认为"结了婚，生了孩子就好了"，致使多数青春期的子宫内膜异位症得不到及时的确诊。而临床有报道，国外发病年龄最小的子宫内膜异位症患者是8.5岁，尚未初潮；国内年龄最小的患者是11岁，初潮仅半年；青春期子宫内膜异位症的平均确诊年龄为17.92岁，因出现症状距确诊尚有一段时间，所以发病年龄据初潮应少于4年。美国报道青少年腹腔镜手术中子宫内膜异位症发病率为6%，而有慢性腹痛的青少年患者中，有45%是由子宫内膜异位症引起的，可见青春期子宫内膜异位症的发病率与生育期发病率相当，并不是少见的疾病，应该引起医师和患者的重视。青春期子宫内膜异位症患者以痛经为主要临床表现，尚可表现为慢性腹痛，因此，对原发性痛经应该及早治疗，尤其当出现痛经加剧或肛门坠痛等特异性表现时，更应及时确诊和治疗。

2.哪些生活习惯容易导致子宫内膜异位症

近年来，子宫内膜异位症的发病率有明显上升的趋势，这固然与环境、遗传等"不可抗拒"的因素有关，但临床流行病学研究的结果表明，某些不良的生活习惯与子宫内膜异位症的发生也有重要关系。了解和改变这些不良生活习惯，不仅对预防和减少子宫内膜异位症的发生有益，还可减缓子宫内膜异位症的进一步加重，以及避免治疗后的复发。①饮食习惯：饮酒和咖啡可增加患子宫内膜异位症的概率，这可能与两者可以提高体内雌激素水平有关；嗜食辛辣、过用寒凉均与子宫内膜异位症的发生有关。②运动：经期运动可增加女性患子宫内膜异位症的概率，这可能与经期免疫力低下，加之运动增加子宫内压、增加经血逆流而导致子宫内膜异位症的发生有关。③作息：经常熬夜的女性患子宫内膜异位症的概率较高，睡眠不佳可导致子宫内膜异位症症状加重。④情绪：子宫内膜异位症患者易表现出抑郁、烦躁、厌恶、情绪低落等不良情绪，而这些情绪又加重了患者的临床症状，尤其是疼痛症状。⑤着装：紧身衣可导致经血逆流的机会增加，因而长期穿紧身衣会增加患子宫内膜异位症的概率。⑥贪凉饮冷：平时不注意保暖，过食寒凉食物也易引起血行不畅而致血瘀，易致子宫内膜异位症的发生。⑦经期卫生：经期情志不畅、熬夜易导致机体抵抗力下降；经期过用寒凉辛辣食物、骑自行车、同房、使用卫生棉条、穿紧身衣等，均可影响气血运行，增加经血逆流的机会，从而增加患子宫内膜异位症的概率。⑧其他：除以上因素外，经期过重的体力劳动和锻炼，以及长期便秘、咳嗽，这些都会增加腹压，导致经血逆流，增加子宫内膜异位症形成的机会。

3.有痛经就一定是子宫内膜异位症吗

痛经指经期前后或行经期间，出现下腹部疼挛性疼痛并伴有全身不适等症状，严重者可出现晕厥，影响日常生活和工作。痛经分为原发性痛经和继发性痛经，原发性痛经指临床检查未发现盆腔器质性病变的痛经患者，也称为功能性痛经；继发性痛经是由盆腔其他病变所引起的痛经。子宫内膜异位症是最常见的原因，但不仅是子宫内膜异位症，盆腔炎、盆腔淤血综合征等也是引起痛经的主要原因，临床应注意鉴别。

七、典型医案

李某，女，31岁。初诊时间：2021年10月18日。

主诉： 痛经进行性加重3年。

现病史： 患者平素月经规律，6天/30天，既往有痛经病史，2018年行无痛人流术后，月经周期由28天缩短至23天，经期由6天延至10天，且痛经症状呈进行性加重，经期腹痛由1天增至5天，进而延至经后腹痛3~5天，需用止痛药物才能缓解。B超检查诊断为子宫腺肌病。末次月经2021年10月17日，经量可，色暗转暗红，有血块，初始经血排泄不畅，血块下后痛减。前次月经2021年9月24日，7天净。现症见：腹痛难忍，得热则舒，痛甚时头面冷汗，伴恶心呕吐、腹泻。平素喜食冷饮，小腹冷感，手足不温，倦怠畏寒，纳差，小便清，大便溏。舌淡白润，苔薄，脉沉迟弱。

诊断： 子宫腺肌病。

中医诊断： 痛经、癥瘕。

中医辨证： 寒凝血瘀证。

治法：温经散寒，调经止痛。

方药：温经汤（《妇人大全良方》）加减。

党参15g，肉桂10g，川芎10g，当归15g，赤芍15g，川牛膝15g，桃仁10g，延胡索10g，五灵脂10g，细辛5g，姜半夏10g，巴戟天15g，牡丹皮10g，香附10g，炙甘草10g。5剂，日1剂，水煎服，分温两服。

二诊（2021年10月25日）：用药后腹痛明显减轻，无须口服止痛药物，经血排泄通畅，血块较前减少；诸症缓解，经期6天结束。查体：舌质淡红，苔薄，脉弦滑细。因患者即将赴外地出差，口服中药不便，嘱其口服桂枝茯苓丸，注意保暖，忌食寒凉生冷，下次经前1周复诊。

按：患者从少女时开始痛经，但不甚严重，3年前无痛人流术后痛经症状日益加重，经期腹痛由1天增至5天，进而延至经后腹痛3~5天，需服止痛药物5~10天，同房时腹痛加重。月经周期由28天缩短至23天，经期由6天延至10天。B超诊断为子宫腺肌病。根据症状、病史、B超检查，临床诊断为子宫腺肌病，证属中医学"痛经""癥瘕"范畴。孙教授认为该患者素体脾肾阳虚，加之平素喜食冷饮，日久寒邪内客，经行之际风冷之邪动血，风冷之邪与血气相搏，寒凝血瘀，瘀阻冲任、胞宫，凝聚坚结，终成癥瘕。《妇人大全良方》中说："若经道不通，绕脐寒疝痛彻，其脉沉紧。此由寒气客于血室，血凝不行，结积血为气所冲，新血与故血相搏，所以发痛。譬如天寒地冻，水凝成冰。宜温经汤及桂枝桃仁汤、万病丸。"故孙教授以《妇人大全良方》温经汤为主加减治疗，肉桂温经散寒；川芎、当归、赤芍活血调经；党参、细辛、姜半夏温阳益气，助肉桂通阳散寒；巴戟天温肾祛寒；桃仁、牡丹皮、川牛膝活血祛瘀；香附、延胡索、五灵脂理气活血止痛；炙甘草调和诸药。全方共奏温经散寒、调经止痛之功。初诊时恰逢经期，故在温经汤的基础上加理气活血止痛之品，平时调理则以温经散寒、通阳调经为主。孙教授指出，痛经虽多为实证，但应考虑到经期经血外泄的生理特点，尤其是经量过多者，存在"失血伤气"的情况，故方药中应常佐以滋肾温肾之品，如巴戟天、覆盆子等。另外还需特别注意平时的调护，尤其是行经前后及经期要注意保暖，避免过食寒凉生冷之品。

（高张敏）

第六章　经前期综合征

一、概述

经前期综合征（PMS）指妇女反复在黄体期周期性出现以躯体、精神和行为改变等症状为特征的综合征，中医称为"月经前后诸证"，包括"经行情志异常""经行乳房胀痛""经行头痛""经行身痛""经行浮肿""经行发热""经行泄泻""经行口糜"等病证。

二、中医对本病的认识

中医学认为，经前期相关症状的发生与月经期气血的变化密切相关，妇女正值经期而未行经期间，由于冲任气血变化急骤，或冲任二脉虚衰，肾阴阳失调，致病因素乘时而作，因此经前期综合征多与脏腑功能失常、血气不和、冲任二脉损伤相关。传统医学古籍中无"经前期综合征"的相关名称，按本病的临床表现，主要散见于相关症状的篇章中，如经行头痛、浮肿、吐衄、口糜、发热、情志异常等。这些发热、身痛、乳房胀痛、烦躁、焦虑、头痛等症状均与行经期有关，因此中医学把这一系列与月经相关的病证称为"月经前后诸证"，又称"经行前后诸证"。

三、孙久龄对本病的认识

孙教授认为，本病多发生于35岁以上的妇女，即生育旺盛期过后，或伴有不孕症、月经失调的患者，盖其原因，多为月经前脏腑功能失调所致，主要包括肝郁气滞、经脉壅阻或脾肾阳虚，水湿停滞，或阴虚肝旺，失于滋养，因而出现各种症状。

四、孙久龄诊治本病的特色

（一）谨守病机

辨证论治是祖国医学的精髓。经前期综合征症状众多且易变，每个女性都会有不同的经前期综合征症状组合，甚至每个人每个月所表现出的经前期综合征也会有所不同，孙教授认为万变不离其宗，患者临床症状虽不尽相同，但病机、疾病特点未变，应做到"谨守病机"，根据其脉证，辨其主次，分其所属，辨证用药。肝郁气滞者，以疏肝解郁、调畅气血为主；脾肾阳虚者，治以补脾温肾益阳；水湿泛滥者，当祛湿利水。

（二）以调和肝肾两脏为主

肝在月经的生成与来潮过程中占有重要地位，女性在经前、行经之时，阴血下注，肝血不足，易导致肝气郁滞，素禀抑郁，情志不舒，又值经前阴血下注血海，气机壅阻，肝失疏泄，经脉不畅，可导致经行胁肋或乳房胀痛、刺痛；肝气郁结，日久化火，出现烦躁易怒，热邪上扰清窍则头晕头痛，热扰心神则失眠，热伤血络、血不循经则经行吐衄；若肝郁克脾，则会水湿不化，聚于肠间而为经行泄泻，水溢肌肤则经行浮肿。

肾藏精，主生长、发育、生殖与脏腑气化，在肾—天癸—冲任—胞宫轴中起主导作用，先天禀赋不足或后天伤肾，会造成肾的生理功能失常，从而影响生殖轴，导致女性发生周期性经前的一系列不适，如肾阴虚，水不涵木而发阴虚肝旺，造成情志异常、头晕头痛、烦躁失眠、经行发热、经行吐衄等症；肾阳不足，导致肾的温煦及化气行水的作用失调，从而引起水湿停聚，也会导致经行肿胀、头晕及泄泻等症。

（三）辨证论治

孙教授认为，本病分轻、重两种情况，症状较轻者，可注意生活调理，如饮食适当限制水、盐，避免过劳及精神刺激，保持心情舒畅、生活规律、胃肠道通畅，一般不需治疗。若症状严重，影响工作及日常生活，则需加以调治。

1.内治法

（1）肝郁气滞证

主要症状：经前乳房、乳头胀痛，甚至不能触衣，小腹胀满，连及胸胁，烦躁易怒。舌质暗红，苔薄白，脉弦细。

治疗法则：疏肝理气，活血通络。

基本方药：逍遥散加减。

柴胡、当归、白术、白芍、茯苓、煨姜、薄荷、川楝子、郁金、青皮、瓜蒌。

常用加减：若经前发热、头痛、口苦口干、烦躁，则去煨姜，加牡丹皮、山栀、川芎；浮肿者，加泽泻、车前子。

（2）脾肾阳虚证

主要症状：经前及经期面目、四肢浮肿，头晕，体倦嗜睡，纳少便溏或经前泄泻，脘腹胀满，腰酸腿软。苔白滑，脉沉细弱。

治疗法则：温肾健脾利水。

基本方药：健固汤加味。

党参、白术、茯苓、薏苡仁、巴戟天、附子、肉桂、泽泻、车前子。

常用加减：临证时可适当加活血调经之品，如当归、丹参、益母草。

中成药：右归丸、济生肾气丸等。

（3）阴虚肝旺证

主要症状：经前头晕、胀痛，腰酸腿软或足跟痛，低热，手足心热，颧红，口干盗汗，小便黄、量少。舌红，少苔，脉细数。

治疗法则：滋养肝肾。

基本方药：杞菊地黄汤加减。

枸杞子、菊花、熟地黄、山茱萸、牡丹皮、泽泻、山药、茯苓、当归、白芍、女贞子。

常用加减：头痛、头晕症状明显者，加钩藤、天麻以平肝息风、止痛；潮热者，加地骨皮、白薇。

2.外治法

（1）针灸疗法

经行情志异常：针刺巨阙、膻中、神庭、神门、大陵、内关、三阴交穴，用补法。

经行失眠：针刺神门、足三里、内关、三阴交穴；灸法取神门、心俞、肾俞、百会、太溪、足三里穴。

经行乳胀：取乳根、屋翳、太冲穴。肝郁气滞加膻中、内关穴，肝肾阴虚加三阴交、阴谷穴。

经行头痛：取头维、百会、风池、太阳、合谷、足三里、三阴交穴。肝肾两虚加肾俞、太溪、太冲、通天穴，气血虚弱加关元、气海、脾俞、肝俞、太冲穴。

（2）耳针

可选肾、心、神门、皮质下、内分泌。

（四）中医体质辨识

中医体质学说从另一个角度对疾病进行了阐释。孙教授认为体质学说与经前期综合征的认识和治疗有一定联系。比如，经前期综合征患者多情志异常，患者多为气郁体质；肝郁气滞型患者由于"滞则血结"，也会出现血瘀体质。脾肾阳虚证多与阳虚型体质相关，肝肾阴虚证与阴虚型体质相关等。

在具体的临床实践中，也应根据人的不同体质进行有针对性的治疗，而且应该根据体质辨识对本病进行积极的预防。以气郁质患者为例，若以"疏肝解郁，畅通气机"为调养原则，通过改变个体的生活环境、饮食习惯，积极参加体育锻炼，调畅情志，药物调摄等，逐渐使体质的偏性得以纠正，就可以达到有效预防经前期综合征发生、发展的目的。

1.气郁质

精神抑郁，忧虑脆弱，形体瘦者为多，胸胁胀满，或有窜痛，乳房胀痛，多善太息，或嗳气呃逆，或咽部有异物感，睡眠较差，食欲减退，大便干，小便正常。舌淡红，苔薄白，脉细弦。

治疗法则：疏肝行气，开郁散结。

基本方药：越鞠丸。

香附、川芎、炒栀子、苍术、六神曲。

辨体质调理：气郁质常用药物有柴胡、陈皮、川芎、香附、枳壳、甘草、当归、薄荷等。气郁质者多兼血郁、痰郁、火郁、湿郁、食郁，但以"气郁"为先导，临证总以柴胡、香附、枳壳等行气药为主，血郁加丹参、桃仁，痰郁加半夏、竹茹，火郁加连翘、栀子，湿郁加苍术、厚朴，食郁加神曲、山楂等。易失眠者，选用逍遥散加减；易抑郁者，选柴胡加龙骨牡蛎汤加减；易患脏躁者，选甘麦大枣汤加减；易患百合病者，选用百合地黄汤加减。

①掌握用药法度：理气不宜过燥，以防伤阴；养阴不宜过腻，以防黏滞；用药不宜峻猛，以防伤正。②提倡情志相胜：气郁质者情志不畅，必须充分重视精神调节，如语言开导、顺情解郁。

2.阳虚质

畏寒、手足不温，体形白胖，肌肉多不健壮，喜热饮食，大便溏薄，小便清长，精神不振，睡眠偏多，舌淡胖嫩，脉沉迟。

治疗法则：补肾温阳，益火之源。

基本方药：右归丸。

熟地黄、山药、山茱萸、枸杞子、鹿角胶、菟丝子、杜仲、当归、肉桂、制附子。

辨体质调理：阳虚者多元阳不足，由于督脉能总督一身之阳气，为"阳脉之海"。故阳虚者应注意督脉的温通与调护。阳虚质常用药物有鹿角胶、菟丝子、杜仲、桂枝、肉桂、附子等。阳虚质易自汗、怕冷者，可选用桂枝汤加附子合玉屏风散；易腹痛、腹泻者，选用附子理中丸；易肿胀者，可选实脾散加减。

①温阳佐以养阴：根据阴阳互根理论，在温壮元阳的同时，佐入适量补阴之品，如熟地黄、山茱萸、山药等，以使阳得阴助而生化无穷。阳虚者，用药切忌温阳太过，以免耗血伤津而转见燥热。因此，调理阳虚质要慢温、慢补，缓缓调治。②温阳兼顾脾胃：调治阳虚质有益气、补火之剂，除温壮元阳外，当兼顾脾胃，只有脾胃健运，始能饮食多进，化源不绝，体质强健，亦即养后天以济先天。③慎用辛热有毒之品：对于附子之类的有毒温阳药及桂枝、肉桂、干姜之类的辛热温阳药，当嘱咐患者勿自行滥用、误用，以免出现不良反应。

3.血瘀质

平素面色晦暗，皮肤偏暗或色素沉着，易有瘀斑，唇暗淡或紫；心情易烦；舌暗或有瘀点、瘀斑，舌下静脉曲张；脉细涩或结代；女性多见痛经或经血色黑而夹瘀块、闭经。

治疗法则：活血祛瘀，疏通经络。

基本方药：血府逐瘀汤。

桃仁、红花、当归、生地黄、枳壳、赤芍、柴胡、甘草、桔梗、川芎、牛膝。

辨体质调理：血瘀质的常用药物有桃仁、红花、丹参、赤芍、当归、川芎、玫瑰花等。女性宿有癥病者，可选桂枝茯苓丸。

①化瘀常益气：孙教授认为，女性经、带、产数伤于血，

气旺则血活，气畅则血行，故对于瘀血质女性，治疗上应以活血为主，辅以调气，如酌情添加枳壳、陈皮、柴胡等。②血瘀日久易生郁热，故血瘀质患者调体也要兼顾清热凉血，可酌情配伍赤芍、牡丹皮、当归、生地黄，滋阴兼顾养血，活血而不伤血。③注意时机：活血祛瘀药能促进血行，但其性多破泄，故在女性月经期或面对月经过多的患者时需慎用或忌用。

4.阴虚质

口燥咽干，手足心热，唇红易干，口渴喜冷饮，大便干燥，易失眠，性情急躁，舌少津，脉细。

治疗法则： 滋养肝肾。

基本方药： 杞菊地黄丸。

枸杞子、菊花、熟地黄、山茱萸、牡丹皮、山药、茯苓、泽泻。

辨体质调理： 经前期综合征肝肾阴虚并见者当以滋补肝肾为主，常用药物有沙苑子、女贞子、枸杞子、山茱萸等。

①滋阴与清热并用：若见阴虚发热者，可辅以青蒿、白薇、银柴胡、胡黄连等药以清退虚热。②注重保血、养血：阴虚质多为先天不足，或后天久劳所致，在调治阴虚的同时，还需注意血肉有情之品的应用或食物调养。③养阴兼顾理气健脾：滋阴药多滋腻碍胃，久服易引起胃纳呆滞，可配伍理气健脾之品，如木香、砂仁、陈皮、鸡内金等理气健脾消导之品。

五、预防

1.体质的干预和调理

辨别患者体质类型为先，进行针对性的干预，以达到防治目的。

2.积极进行PMS心理咨询

进行PMS的心理宣教，帮助女性正确认识和对待PMS的生理、病理变化，学会自我调节，保持稳定乐观的情绪，促进女性身心健康。

3.保持良好的饮食习惯

合理的饮食结构对缓解PMS症状有帮助，如高碳水化合物、低蛋白饮食、限制咖啡，食用维生素如维生素B_6、维生素E和微量元素镁、钙等，从经前1~2周起，应吃低盐饮食，以减少水钠潴留。

六、健康教育处方

（一）经前期综合征，需要得到理解

有的女性朋友，在月经前几天会莫名其妙发火、情绪低落、焦虑紧张或兴奋不安，让别人看到，往往觉得在逻辑上难以理解，这可能是得了一种妇科病——经前期综合征。

每个女性都会有不同的经前期综合征症状组合，甚至，每个人每个月所表现出的经前期综合征也会有所不同。

对于经前期综合征，如今在临床上有多种治疗方法，但也少不了家人的呵护和理解，在女性月经来临之前，身边亲近的人要

尽量控制自己的情绪，以帮助她更好地度过这段"困难"时刻，记住，亲友的力量很强大，对于患有经前期综合征的女性来说，也许你的关怀就是穿透她生活乌云的那一束阳光。

（二）什么是经前期综合征

经前期综合征是反复在黄体期出现的周期性的以情感、行为和躯体症状为特征的综合征，它通常从排卵期开始，随着经期到来或结束而消失，也就是说，有的女性可能会有两周之久的经前期综合征症状，而有的女性不会达两周之久，可能仅被困扰几天，至月经来潮症状就会结束。

经前期综合征的症状很多，患者会出现体重增加、腹部胀满、情绪不稳定、工作效率低等一系列症状，而这些症状在月经来潮或结束后可自然消失。同时，周期性反复出现为其临床特点。

（三）经前期综合征的自我判断

经前期综合征的诊断需要考虑以下三个因素。

1.经前期症状

躯体症状：头痛、背痛、乳房胀痛、腹部胀满、便秘、肢体水肿、体重增加、痤疮、运动协调功能减退。

精神症状：易怒、焦虑、抑郁、情绪不稳定、疲乏，以及饮食、睡眠、性欲改变。

行为症状：注意力不集中、工作效率低、记忆力减退、神经质、易激动等。

2.黄体晚期持续反复发生

3.对日常工作、学习产生负面影响

如果你出现过1~4个生理、行为或情感、心理症状，≥5个生理或行为症状，一定要找医生就诊，以明确诊断。

（四）为什么生理期前有些女性会情绪化

很多女性会发现自己在月经来临前会有情绪波动，这真的是"姨妈"在作祟吗？这要从月经说起，卵巢每个月都会经历排卵等周期性的变化，伴随着这些变化，子宫内膜会周期性地脱落和出血，形成月经。而在月经前的1~2周，女性体内的雌激素和孕酮水平会在子宫内膜增厚时达到顶峰，雌激素会通过血液运输到大脑，在大脑中，这些激素会和充当信使的神经递质交换信息，从而干扰女性的心情，并且在月经来临前几天，让人感觉状态良好的血清素水平会下降，让人感到幸福的内啡肽分泌也会减少，这些都会让一些女性感到焦虑和压力，情绪波动也更加明显，这也是月经前女性情绪会发生波动的一个原因。

（五）如何缓解经前期综合征

经前期综合征不是大问题，但长期反复出现这些不适，或多或少会给女性朋友带来各种烦恼，甚至影响其日常生活、工作和人际关系。有经前期综合征的女性，可以通过下列方式来缓解经前期综合征的困扰。

在生理期来临前，可以有意识地调整心态、放松心情，注意劳逸结合，做一些自己喜欢的事情来转移注意力。另外，可以把自己的情况告诉家人，从而获得家人的支持和安慰，以减少环境刺激和情绪上的冲突，帮助自己顺利度过这个不适的阶段。

饮食上注意多吃富含维生素和纤维素的食物，减少或避免咖啡因、酒精或其他辛辣刺激食物的摄入。

还可适当做一些有氧运动，如游泳、瑜伽等，以减轻心理压力，缓解身体紧张，需要注意的是，生理期中要尽量避免一些剧烈运动，症状严重者，可在医生的指导下使用一些药物进行治疗或进行认知行为方面的心理治疗。

对于症状严重的患者，也可以考虑采用中医药治疗。从中医角度来说，经前情志异常多与经前血注冲任血海、阴阳失调、脏腑功能紊乱有关，治疗以"虚则补之，实则泄之"为原则，采取疏肝理气、活血化瘀、益气养血、滋肾温肾等不同方法，适当使用针灸辅助治疗亦能缓解患者的一些精神症状。

（六）什么是经前焦虑障碍

经前焦虑障碍可以说是经前期综合征中最严重的一种形式。有研究表明，患有经前焦虑障碍的女性40%被诊断为重度抑郁症，70%则被诊断患有焦虑症。

经前焦虑障碍的诊断标准比较烦琐且较为主观，这里给大家罗列几个典型症状，包括：

（1）明显的抑郁情绪、自我否定意识，感到失望。

（2）明显焦虑、紧张，感到激动或不安。

（3）情感不稳定，如突然伤感、哭泣或增加了对拒绝的敏感性。

（4）持续和明显易怒或发怒，或与他人的争吵增加。

（5）对平时活动（如工作、学习、嗜好）的兴趣降低。

（6）主观感觉注意力集中困难。

（7）嗜睡、易疲劳或能动性明显缺乏。

（8）食欲明显改变，有过度摄食或产生特殊的嗜食渴望。

（9）失眠。

（10）主观感觉不安或失控。

（11）身体症状（如乳房压痛或肿胀，关节或肌肉疼痛，腹胀和体重增加）。

以上一共11个症状，如果在你身上出现了5种甚至5种以上，那么很有可能就是经前焦虑障碍，需要尽快寻求心理医生的帮助。

但这些情绪波动、烦躁、愤怒、情绪低落、焦虑等表现一定得非常明显，甚至有可能已经影响到了你的日常生活和工作，千万不要稍微有一点症状就自我诊断，导致不必要的紧张和焦虑。

（七）慎用口服避孕药

口服避孕药（OCP）主要包括短效口服避孕药及探亲避孕药，普遍应用的是含雌、孕激素的复方制剂，生育期无禁忌证的健康妇女均可服用。由于OCP可以抑制排卵，其作为外源性性激素，可以稳定内源性卵巢激素的波动，并且可以提供有效的避孕效果，因此被考虑用于治疗经前期综合征。但这并不代表人人都能服用短效避孕药。

短效避孕药适用于年轻（35岁以下）的健康女性。35岁以上，有吸烟史，体重偏重（体质量指数大于30kg/m^2），有高血压病、糖尿病、心血管疾病、血栓栓塞性疾病家族史，或既往患过类似疾病等基础疾病的女性，不建议使用短效避孕药。

所以，在使用短效避孕药前，一定要认真阅读药物说明书，说明书上对慎用及禁用情况都有规定，如果有不明白的地方，建议咨询医生，切忌自己乱买乱服！

如果在服用短效避孕药期间出现胸闷气促、头痛或头痛加重、视物异常、下肢肿痛之类的特殊情况，需要警惕血栓风险，一定要及时就诊。如果长期服用短效避孕药，建议定期做肝肾功能等检查。

（八）推荐药膳

1.陈皮海带猪骨汤

功效：行气解郁，化痰止痛。适用于肝气郁结证。

原料：陈皮9g，海带60g，猪排骨250g，香附10g，盐适量。

制法：将海带用清水浸泡发透，清洗干净，切块；猪排骨洗净，斩块；陈皮、香附洗净，纱布包。将全部用料放入锅内，加清水适量，文火煮1.5~2小时后去药包，加盐调味即可。

服法：食肉饮汤，1日之内服完。

2.枸杞地黄荔枝饮

功效：滋肾养肝。适用于肝肾阴虚证。

原料：枸杞子、生地黄各50g，荔枝干100g，冰糖适量。

制法：荔枝干去壳，枸杞子、生地黄洗净。将荔枝干、枸杞子、生地黄一起放入锅内，加水适量，文火煮1~1.5小时，加入冰糖溶化即可。

服法：当茶饮，1日之内服完。

3.百合莲子粥

功效：清心安神，益阴安志。适用于经前烦躁等。

原料：鲜百合50g，莲子9g，粳米100g，蜂蜜30g。

制法：将前三味洗干净，加水适量烧沸后，改小火煮至鲜百合、莲子熟，汤如粥，加蜂蜜即可。

服法：经前1周佐餐连服，至月经来潮。

（九）青春期女生更易受经前期综合征的影响

青春期（世界卫生组织的年龄限定为10~19岁）女生的外形和激素水平变化明显，在生理心理的发育增速和对未知的恐惧，以及学习压力等多种因素作用下极易出现神经衰弱、焦虑、性心理障碍等多种情绪及行为障碍。

针对青春期经前综合征的预防，要做好卫生知识教育工作，让青春期女生学会健康的生活方式。不同地域有不同的营养状况、文化生活和饮食习惯，对是否出现经前期综合征的影响很大。所以，合理的膳食营养结构，满足身体所需营养元素的需求，补充足量的钙和维生素D可以降低经前期综合征疾病的发病率。

另外有研究表明，体重超重的女生比体重轻的女生更易患经前期综合征。

青春期经前期综合征的治疗方式有中医治疗、激素类治疗、针灸治疗、音乐治疗等，无论国内还是国外，对其的相关专题性研究报道仍然较少，但随着社会的发展和人们对于健康的重视程度越来越高，对经前期综合征的研究也在进一步深入。

如果正处于青春期的女生在经前常有各种各样身体和心理上

的异常表现，建议尽早就医，现在已经有一些好的治疗方法可以帮助改善经前期综合征引起的不适，建议积极治疗，以免因经前期综合征给自己的学习和生活带来更大的负面影响。

（十）经前期综合征的中医调养

在经前，女性体内的气血处于趋于饱满的状态，身体通常会感到"胀"，包括乳房局部胀痛、小腹坠胀、下肢胀满，也有不少女性还会觉得心里"堵得慌"，烦躁，压抑，甚至想哭。

中医认为，女子以肝为先天，而肝藏血、主疏泄、司血海，体阴而用阳，性喜条达舒畅，恶抑郁。经期来潮前，女子冲任气血较平常变化急骤，易肝失所养，疏泄欠利，不能遂其条达之性，故肝郁致病易导致各种不适症状。

对于肝气郁滞引起的不适，我们首先可以按压肝经原穴太冲穴，太冲穴位于足背侧，第一、二跖骨结合部之前的凹陷处，以拇指顺时针按揉5~8分钟，感到酸胀即可。

此外，还可以按揉手部的合谷穴，合谷穴位于手背第一、二掌骨间，当第二掌骨桡侧的中点处。简便取穴方法为一手拇指指间关节横纹放在另一只手拇、食指指间的指蹼缘上，拇指尖下是穴。合谷与太冲左右四穴合称为四关穴，是人体经脉气血运转的关键通道，具有调节全身的功能。经前按摩这四个穴位也有利于经血的疏泄。

对于经前烦躁的女性，还可以轻轻上下按摩胸前的膻中穴，膻中穴位于胸部正中线上，属于任脉的腧穴，为调气第一要穴，按摩膻中穴可以舒畅肝气、开胸解郁，使得肝气及全身的气机调畅。《黄帝内经》中有言："膻中，喜乐出焉。"就是说喜乐的心情是从膻中穴迸发出来的。

对于经前期综合征，中医学在此领域具有独特的优势，针药并行，内外结合，辅以耳穴、运动疗法及饮食调养，以达到平衡脏腑、调和气血之功，尤其可以有效改善由乳腺增生引起的乳房胀痛不适等症状，改善女性情志状态和生活质量。

七、典型医案

医案一

张某，女，38岁。初诊时间：2021年12月23日。

主诉：经前面浮肢肿半年余。

现病史：患者近半年来经前或经期面浮肢肿，平素怕冷，时感腹胀，大便稀，伴腰膝酸软腿困。末次月经2021年12月1日。舌淡白，苔薄白，边有齿痕，脉沉。

既往史：月经平素规律，7天/28~30天，经量偏多，色淡质稀。

诊断：经前期综合征。

中医辨证：阳虚水泛。

治法：温阳化气利水。

方药：麻黄附子细辛汤合苓桂术甘汤加减。

麻黄9g，制附子10g（先煎），细辛3g，茯苓15g，桂枝10g，炒白术12g，炙甘草3g，仙灵脾10g，巴戟天10g。3剂，日1剂，水煎服。

二诊（2022年1月7日）：末次月经2021年12月30日，患者自诉服完前药后，症状已消，怕冷减轻。嘱其续服7剂巩固。

按：该患者为素体阳虚，经前或经期脏腑功能容易失调，阳气更虚，脾肾运化失职，肾阳虚则气化不利，水湿内停，泛溢肌肤，故面浮肢肿，伴随腰膝酸软；脾失运化，故伴随腹胀、大便偏稀。方用麻黄附子细辛汤合苓桂术甘汤，麻黄附子细辛汤振奋阳气，苓桂术甘汤健脾利水，佐以仙灵脾、巴戟天温阳，炙甘草调和诸药，共奏温肾健脾、行气化水之功。

医案二

刘某，女，33岁。初诊时间：2021年11月11日。

主诉：经前半月情绪低落半年余。

现病史：患者自2021年4月起月经前1周左右出现情绪低落、烦躁不安，不能自控，经后症减。曾就诊于西医院，诊断为经前期综合征，服谷维素等药症状不减。经量少，经血色红、夹血块，末次月经2021年10月29日，舌淡苔白，脉弦细。

既往史：月经规律，6天/28~30天，经量偏少，经色红夹血块。

诊断：经前期综合征。

中医辨证：肝气郁滞。

治法：疏肝解郁理气。

方药：当归10g，白芍10g，柴胡10g，香附10g，郁金10g，川芎10g，茯苓10g，白术10g，合欢皮15g，牡丹皮10g，甘草5g。7剂，日1剂，水煎服，分两次服。

二诊（2021年12月23日）：自述药后烦躁较前减轻，末次月经2021年12月1日，情绪较之前可自控，遂守前方，继服7剂。

三诊（2021年12月30日）：末次月经2021年12月29日，就诊当日为月经第2日，量少，有块，经前情绪明显好转，遂以原方加益母草10g、丹参10g以化瘀，服7剂。

按：肝气郁结是经行情志异常的常见病机，肝有疏泄之功，气机条达，则心情舒畅；反之则易于抑郁。情志所伤，肝失条达，经前冲气旺盛，肝气夹冲气逆上，扰乱心神，致情志异常，加之体质或致病因素的影响，易导致疾病的发生。故治疗本病应重于"疏肝理气"，根据患者的临床表现，予以柴胡、香附疏肝理气；当归、牡丹皮、白芍以养血柔肝，补肝阴以抑上亢之肝阳；郁金清心解郁；茯苓、白术健脾益气；合欢皮安神定志，共奏疏肝解郁、养血安神之效。

（陈静）

第七章　围绝经期综合征

一、概述

围绝经期综合征也称为"经断前后诸证""绝经前后诸证"，指妇女在绝经期前后，围绕月经失调或绝经出现的一系列躯体及精神心理症状，如潮热汗出、腰腿乏力、肌肉关节疼痛、头目眩晕或伴耳鸣、五心烦热，情绪多烦躁易怒，并见心悸失眠多梦、肢体浮肿等。上述症状参差出现，不仅影响女性身心健康，同时还对其家庭、生活及人际关系等产生影响，且发生冠心病、高血压病及骨质疏松等疾病的危险性也会增大，给广大围绝经期女性带来困扰。

围绝经期综合征多发生于45~55岁，有人在绝经过渡期症状已开始出现，一直持续到绝经后2~3年，少数人一直到绝经后5~10年症状才有所减轻或消失。除自然绝经外，亦有因手术治疗后卵巢功能衰竭而出现围绝经期综合征表现的人。随着社会的发展及人口结构的老龄化，女性绝经后的生存时间大大延长，对于生存质量的提升也有了迫切的要求。绝经是女性步入老年的必经之路，为提高女性生存质量，改善围绝经期出现的相关症状，规范围绝经期综合征的治疗意义重大。

二、中医对本病的认识

《黄帝内经素问》当中提道："女子……七七任脉虚，太冲脉衰少，天癸竭，地道不通，故形坏而无子也。"《格致余论·阳有余阴不足论》云："况男子六十四岁而精绝，女子四十九岁而断精。"此篇提出了49岁是妇女月经消失的分界线。中医学针对绝经前后出现诸多症状的病机，分别从不同角度进行了解释，如肾、脾、肝、肺、心，以及五脏合病、痰瘀和冲任等。

（一）肾虚

肾功能会对女性生殖、衰老及月经改变带来影响。妇女绝经前后生理也会发生转变，这个时候人体的肾气会慢慢减弱，天癸越来越少，乃至衰竭，冲任二脉也会经历从盛到衰的转变。患者阴阳偏衰，情志不遂，患有慢性病，或者社会和家庭环境发生变化，这些内外环境的影响，容易使肾脏阴阳失调，出现围绝经期综合征的症状。中医认为：本病的发生主要是因为肾虚。肾是冲任和气血的根本，肾和其他脏腑的功能失常，互相影响，"五脏相移，穷必及肾"。肾在各个层次和渠道中对机体正常生理机能起作用。围绝经期妇女肾阴、肾阳均不足，主要是肾阴虚，其根本是肾虚，但五脏是相关联的，肾虚，必会累及其他脏腑。

（二）心、肝、脾多脏腑功能失调

围绝经期综合征的发生还和子宫、心、肝、脾、气血和奇经有关，心—肾—子宫生理、生殖轴的失衡是它的中心环节。《丹溪心法·六郁》中记载："气血冲和，万病不生，一有怫郁，诸病生焉。故人身诸病，多生于郁。"中医认为："女子以肝为先天。"肾气衰退，肾精无力化血，肝血不足，导致肝肾阴虚，出现围绝经期综合征。清朝方昌翰提倡使用健脾法来调理，《竹林女科证治·调经下》中就指出："妇人四旬，气血两虚，脾胃并弱，饮食少思，四肢无力，月经不调，或腰酸腹胀，或断或续，赤白带下，身作寒热者……"除了"肾阴不足，虚火亢盛"外，还和脾胃功能差，不能升清，进而引起阴火上冲有密切关系。因此，该病的治疗不仅要补肾，健脾益胃、补气升阳也非常关键，从而促进临床治疗效果的提升。

（三）血瘀痰浊

围绝经期的女性，肾气不足，从而八脉受到累及，由于肾精不足，引起气滞和血瘀。肾脏的病变，如肾阴虚衰，津枯血燥，影响经络气血运行，导致气滞血瘀；肾阳弱而无法温煦，致使体内有阴寒产生，阴寒而导致气血运行不畅，气滞血瘀。肾阳虚，脾阳丧失温煦的职能，不能运化痰浊水湿，阻滞气机，从而产生瘀血。肾气亏虚，脏腑功能紊乱，脾的运化功能失常，肺气不能宣降，津液停聚则生湿、生痰。

（四）冲任二脉虚衰

此时期妇女肾功能减弱，随之冲任二脉逐渐衰退，精血生成不足。故冲任虚衰、肾虚是围绝经期妇女的共同体质特点。冲任二脉的生理病理变化可以影响脏腑气血。冲任的失调和虚衰是由脏腑功能的失调和虚衰引起的。"冲脉隶于阳明"，脾胃为后天之本，是气血生化之源，绝经前后的女性，肾气逐渐衰弱，这是自然的规律，脾胃能够化生神、气、精、血，来维持人体正常的生命活动。若脾胃虚弱，不能化生气血阴精，不能充盈肝肾之精血，则冲任二脉的功能发生紊乱，引起围绝经期综合征的发生。

三、孙久龄对本病的认识

孙教授认为，肝肾阴虚、精血亏损是围绝经期综合征的根本病机。《黄帝内经·素问·阴阳应象大论》曰："年四十，而阴气自半也，起居衰矣。"《黄帝内经·素问·上古天真论》又曰："七七任脉虚，太冲脉衰少，天癸竭，地道不通，故形坏而无子也。"明确说明女性围绝经期身体变化，年过四十以后，阴津阴液下降，冲任二脉虚衰，气血亏虚，肾气渐衰，性功能减退，肾水不足，天癸之水干竭，肾阴亏虚则虚火上炎，扰动心神。围绝经期是女性进入老年的过渡期，此时肾水不足，肾阴亏虚，天癸逐渐干竭，机体处于精血亏损的"阴常不足"，阳气易亢、虚火妄动的"阳常有余"的状态。肝藏血，以血为本，属阴脏，五行属木，以发达升散为性，主疏泄，体现肝体阴而用阳的生理特点。肝的病理特点也是基于其生理特点而体现的，多见肝血不足、肝阳上亢、肝郁化火等。女子亦属阴，且因其自身的生理特点，数伤于血，故女子患病，多为耗伤阴血的病理特点，女子的月经排泄受肝的疏泄功能影响，体现了"女子以肝为先天"的这一说法。《黄帝内经·素问·五脏生成篇》云："故人卧血归于肝。"《灵枢经·本神》中亦云："肝藏血，血舍魂。"说明肝血为魂之所居，依赖血液濡养而发挥其正常的生理功能。围绝经期女性大多经历了孕、产过程，再结合机体生理上的自然衰老，出现"女子气有余而血不足"的情况。总之，肝藏血，肾藏精，精血同源，肝肾之阴相互滋养，肝肾相生。肝肾同起源于生殖之精，又赖以后天之精的充养。女子月经、带下、孕育、哺乳的生理特点均与肝肾密切相关，肾精充盈，肝血旺盛，则经候如期，胎孕乃成，泌乳正常；如若肾精不足，肝血亏虚，导致肝肾阴亏，虚阳上浮，出现入睡困难或睡后易醒、五心烦热、潮热盗汗、月经不调、心悸心慌、烦躁易怒等围绝经期诸症。所以，孙教授认为肝肾阴虚、精血亏损是围绝经期综合征的根本病机。

四、孙久龄诊治本病的特色

孙教授认为，滋补肝肾、养血填精是围绝经期综合征的治疗原则。孙久龄教授通过多年中西医结合临床实践，总结绘制出"心（脑）—肾—天癸—冲任—胞宫生殖轴"女性生理调节图，认为围绝经期妇女出现诸症多源于自身肝肾阴亏，真阴不足，癸水枯竭，阴液不能上济于心，心阴不足，虚火上扰，心神不安，导致心烦失眠、潮热盗汗、头晕耳鸣等症状，日久阴虚及阳，可致肾阴阳两虚。故在治疗上以滋补肝肾、养血填精为主，佐以疏肝解郁。

（一）辨证论治

1.肝肾阴虚证

主要症状：绝经前后，月经紊乱，月经提前，量或多或少，经色鲜红；烘热汗出，眩晕耳鸣，目涩，五心烦热，口燥咽干，失眠多梦，健忘，腰膝酸痛，阴部干涩，或皮肤干燥、瘙痒、感觉异常，溲黄便秘；舌红，少苔，脉细数。

治疗法则：滋养肝肾，育阴潜阳。

基本方药：杞菊地黄丸（《医级》）去泽泻。

枸杞子、菊花、熟地黄、山药、山茱萸、牡丹皮、茯苓。

中成药：杞菊地黄丸。

2.**肾虚肝郁证**

主要症状：绝经前后，月经紊乱，烘热汗出，精神抑郁；胸闷叹息，烦躁易怒，睡眠不安，大便时干时溏；舌红，苔薄白或薄黄，脉沉弦或细弦。

治疗法则：滋肾养阴，疏肝解郁。

基本方药：一贯煎（《续名医类案》）。

生地黄、北沙参、麦冬、当归、枸杞子、川楝子。

3.**心肾不交证**

主要症状：绝经前后，月经紊乱，烘热汗出；心悸怔忡，心烦不宁，失眠健忘，多梦易惊，腰膝酸软，精神涣散，思维迟缓；舌红，少苔，脉细或细数。

治疗法则：滋阴降火，补肾宁心。

基本方药：天王补心丹（《校注妇人良方》）去人参、朱砂，加太子参、桑葚。

中成药：坤泰胶囊。

4.**肾阴阳两虚证**

主要症状：绝经前后，月经紊乱，经色暗或淡红，时而烘热，时而畏寒；自汗，盗汗，头晕耳鸣，失眠健忘，腰背冷痛，足跟痛，水肿便溏，小便频数；舌淡，苔白，脉沉细弱。

治疗法则：补肾，调补冲任。

基本方药：二仙汤（《中医方剂临床手册》）合二至丸（《医方集解》）。

仙茅、仙灵脾、巴戟天、黄柏、知母、当归、女贞子、墨旱莲。

（二）中医体质辨识

研究发现，阴虚质和气郁质是本病的易发体质。

1.阴虚质

主要症状：绝经前后，月经紊乱，月经提前，量或多或少，经色鲜红；手足心热，平素易口燥咽干，鼻微干，口渴喜冷饮。面色潮红，有烘热感，目干涩，视物昏花，唇红微干，皮肤偏干，易生皱纹，眩晕耳鸣，睡眠差，大便干燥，小便短涩。舌红、少津少苔，脉象细弦或数。

治疗法则：滋阴补肾。

基本方药：六味地黄丸（《小儿药证直诀》）。

熟地黄、山药、山茱萸、泽泻、茯苓、牡丹皮。

药物加减：症见头目昏眩、耳鸣耳聋、虚火牙痛者，加知母6g、黄柏6g；症见两目昏花、视物模糊等症者，加枸杞子9g、菊花9g；症见虚烦劳热、咳嗽吐血者，加麦冬15g、五味子15g。

2.气郁质

主要症状：绝经前后，月经紊乱，烘热汗出，精神抑郁，心情多烦闷不乐；胸胁胀满，或走窜疼痛，多伴善太息，或嗳气呃逆，或咽间有异物感，或乳房胀痛，睡眠较差，食欲减退，惊悸怔忡，健忘，痰多，大便多干，小便正常。舌淡红，苔薄白，脉象弦细。

治疗法则：疏肝解郁，健脾养血。

基本方药：逍遥散（《太平惠民和剂局方》）。

当归、茯苓、白芍、白术、柴胡、生姜、甘草、薄荷。

（三）外治法

1.普通针刺

主穴： 肺俞、大椎、复溜。

配穴： 肝肾阴虚证加太溪、肝俞、三阴交，肾虚肝郁证加三阴交、太冲，肾阴阳两虚证加腰阳关、肾俞、太溪、至阳，心肾不交证加神门、心俞、肾俞、内关。

操作要点： 每天治疗1次，每次留针20~30分钟，留针期间行针2~3次，每次行针5~10秒，均用平补平泻法。

2.电针

选穴同普通针刺。

操作要点： 每日交替。在两穴位之间，分别连接电针治疗仪的两极导线，采用连续波，刺激量的大小以出现明显的局部肌肉颤动或患者能够耐受为宜。每次电针4~6个穴位（交替使用），时间为20分钟。每天治疗1次。没有接电针治疗仪的穴位，按普通体针疗法进行操作。

3.耳穴压豆

主穴： 交感、下丘脑、心、皮质下等相应部位。

配穴： 肺、脾、肾上腺。

操作要点： 将表面光滑近似圆球状或椭圆状的王不留行籽贴于0.6cm×0.6cm的小块胶布中央，然后对准耳穴贴紧并稍加压力，使患者耳朵感到酸麻胀或发热。贴后嘱患者每天自行按压数次，每次1~2分钟。每次贴压后保持3~7天。

4.穴位注射

穴位：肾俞、三阴交、足三里。

操作要点：选用黄芪注射液，每穴1ml，每天治疗1次，或隔天治疗1次。两侧穴位交替使用。

5.灸法

穴位：第一组大椎、肺俞，第二组肾俞、复溜。

操作要点：每次一组即可，用艾条温和灸，使局部有明显的温热感为宜。每日治疗1次。督灸：每3天1次。

6.穴位埋线

穴位：三阴交、关元、复溜、足三里。

操作要点：常规皮肤消毒，将可吸收外科缝合线剪成1cm左右等长线段浸泡于75%乙醇溶液中，取一段剪好的线穿进规格为0.7的一次性埋线针中，将针尖刺入穴位，根据不同的穴位选取不同的进针角度和进针方法，刺入约3cm提插得气后，用针芯抵住线并缓缓退出埋线针，将可吸收外科缝合线留在穴位内，用医用脱脂纱布按压后敷创可贴，每10~15天治疗1次。

注意事项：①根据病程长短和辨证选取穴位，一般选择8~10穴。②尽量选择肌肉丰厚部位的穴位，三阴交等穴位慎重选用，以避免形成血肿。③操作时应根据不同穴位选择适宜的埋入深度及方向。④糖尿病患者、蛋白质过敏者及其他可能影响吸收的情况禁止埋线。⑤埋线时出现晕针应立即停止治疗。⑥埋线后3日内针孔不碰水，饮食清淡，避免剧烈活动。⑦重复埋线时，若局部有硬结，则该部位不能再次操作，注意无菌操作。⑧穴位埋线一般在非经期进行，半月埋线1次，连续3~5次为1个疗程。

7.拔罐

以膀胱经为线拔罐，湿气较重的使用游走罐。体质较弱者慎用。

8.推拿按摩

背部及下肢操作：患者取俯卧位，医者立于一侧，先点按百会、天柱和肩井穴疏导经脉，双手掌循经推按督脉及背部膀胱经3~5遍，再用拇指点按背俞穴2~3遍，以酸胀为度。然后双手掌直擦摩督脉、膀胱经，横擦摩肾俞、命门、八髎，以透热为度。点按委中、昆仑，以酸胀为度。

腹部及下肢操作：患者取仰卧位，医生站在患者右侧，先在中脘、气海、关元、中极、大横、归来、气冲等穴位以一指禅揉按和点穴法按压，并顺时针摩腹3分钟左右。接着从足内踝开始往上至膝部进行推拿按摩，顺经脉推拿足太阴脾经、足厥阴肝经和足少阴肾经，拇指按压血海、足三里、三阴交。

上肢操作：从手腕至肘部推拿肺经、心包经和心经3~5遍。点按手三里、外关3~5遍，以酸胀为度。

9.穴位贴敷

穴位： 涌泉、神阙。

药物： 吴茱萸、五倍子。

操作要点： 以上药物各等份，研细为末备用。以黄酒或姜汁或蜂蜜调和成糊状。取适量药膏（每穴取2~3g），敷贴于患者穴位，胶布固定。每天1次，每次4~6个小时，连贴5~7天。适用于围绝经期潮热汗出、失眠等患者。

（四）日常饮食疗法

（1）黑木耳30g、黑豆30g。共研末，每次服2~3g，每日1~2次，有补肾作用。

（2）枸杞百合粥：枸杞子、百合各30~60g，大米适量。煮粥食用。有养阴生津之功效。

（3）核桃肉芡实莲子粥：核桃肉20g、芡实15g、莲子肉15g、大米适量。煮粥食用，有补肾健脾的功效。

（4）桑葚糯米粥：新鲜桑葚30g、糯米50g。同时入锅加水至1000ml煮粥，待粥熟后加适量冰糖，早晨空腹温热服食。适用于肝肾阴虚证。

（5）羊肉炖栗子：羊肉60g、栗子18g、枸杞子15g。将羊肉洗净切块，加水200ml，用武火煮开锅后用文火煮至半熟，加入去壳栗子、枸杞子再炖20分钟，加佐料服食，每晚1剂，连服1个月。适用于肾阳虚证。

（6）甲鱼枸杞汤：甲鱼1只，枸杞子45g，姜、葱、糖、料酒等适量。甲鱼去内脏，腹内填入枸杞子及姜、葱，加糖、料酒等佐料，清蒸至肉熟，连汤服食，每晚服1次。适用于肝肾阴虚证。

（7）酸枣仁粥：酸枣仁30g（捣碎）、粳米50g、羊肉60g。将酸枣仁用纱布袋包扎，羊肉切片，与粳米同时入锅，加水1000ml煮粥。粥熟后去掉纱布袋，再加红糖适量，睡前温服，每日1次。适用于肾阴阳俱虚证。

五、预防

（一）正确地认识和对待围绝经期

围绝经期是一种生理现象，一方面出现如精神心理、神经内分泌、生物节律、生理代谢、性功能、认知、思维、感觉、运动、应激和智能等方面的某些变化；另一方面，围绝经期出现以雌激素缺乏和衰老为特征的某些病理性变化，如心理障碍、糖尿病、肥胖、高血压、心血管疾病、肿瘤、骨质疏松症、老年痴呆等。围绝经期妇女如能按照世界卫生组织（WHO）和国家提出的妇女保健原则，采用多层次和综合性防治保健措施，维持自身生殖生理和生殖内分泌功能，预防绝经相关的疾病，可从容而健康地度过围绝经期。更重要的是，全社会和每个家庭成员均应关心和爱护围绝经期妇女，并帮助她们顺利地度过围绝经期。

（二）定期做健康检查

围绝经期妇女定期和全面体检的目的是防治雌激素缺乏和衰老性疾病，重点是围绝经期综合征、心血管疾病、骨质疏松症、肿瘤和老年性痴呆。在全面体检的基础上，遵照个体化原则制订恰当的治疗方案以保证治疗的全面性。除一般体检外，妇科相关疾病筛查应包括：外阴、阴道和子宫颈炎症和肿瘤、子宫和卵巢肿瘤、盆腔炎症、乳腺良性疾病和肿瘤等。

（三）积极的生活方式干预

1.饮食与营养

权威医学杂志《柳叶刀》发表了全球吃饭报告：20%以上中

国人死于"吃错饭"。而老祖宗其实在2000多年前也已经告诉我们："五谷为养，五果为助，五畜为益，五菜为充，气味和而服之，以补精益气。"这应该是世界上最早的饮食指南了。所以想要饮食全面、均衡，除了主食碳水化合物外，还要适当吃水果、蔬菜，以及牛、羊、鸡、猪等禽畜蛋白质，以补精益气，强壮身体。如果要减重，则需要减少各类食物总体的摄入量，而不能仅仅依靠不吃主食来减肥。

饮食要定时定量、均衡，避免无节制，限制饱和脂肪酸的摄入，避免反式脂肪酸的摄入，避免摄入油炸、油煎食物，少食动物脂肪、胆固醇（＜300mg/日）；限盐（＜6g/日），控糖（包括含糖饮料）（≤50g/日），少油（25~30g/日），限酒（酒精量≤15g/日），足量饮水（1500~1700ml/日）；饮食结构要多样化，粗细搭配，增加水果、蔬菜的摄入，选择全谷物或高纤维食物等碳水化合物；每周至少吃两次鱼。另外还需摄入足够的钙与维生素D。50岁以上和绝经后女性钙的推荐摄入量为1000mg/日，可耐受最高摄入量为2000mg/日。

2.运动

围绝经期妇女需要坚持户外运动和晒太阳。适当进行锻炼，调节神经功能，促进机体代谢；围绝经期妇女应每周至少坚持150分钟中等强度的有氧运动，如走路、慢跑、骑车、游泳、跳舞等；每周至少进行2~3次肌肉张力锻炼，以增加肌肉量和肌力，运动前要与医生进行沟通，确定运动方式及强度，并根据情况进行调整。

3.体重管理

围绝经期妇女正常的体质量指数应保持在18.5~23.9kg/m²，腰围＜80cm为正常。

4.起居

围绝经期妇女需要7~8h/d睡眠时间，午睡为15~20分钟，需要保持充足的睡眠。因为春生夏长、秋收冬藏，所以春天要夜卧早行、夏天要夜卧早起、秋天要早卧早起、冬天要早卧晚起，但无论多晚也不要超过23点，因为晚上的亥时（21~23点），对应人体就是三焦经运行的时候，如果在亥时睡眠，四肢百脉可得到最好的休养。

5.情志

保持良好的心态与稳定的情绪，注意心理疏导。

六、健康教育处方

（一）女性到了围绝经期一定会出现围绝经期综合征吗

不一定。围绝经期是女性的一个特殊生理阶段，指女性绝经及其前后的一段时间，是女性从生殖期到老年期的一个过渡阶段，一般发生在45~55岁；围绝经期综合征指女性在这一特殊生理阶段出现了一系列的身体、心理、精神症状，包括潮热、出汗、心慌、心烦、心悸、情绪改变，影响了正常的生活和工作。如果女性的先天条件比较好，也可能不发生这一系列症状，所以不是所有围绝经期女性都会出现围绝经期综合征。

（二）围绝经期综合征要持续多长时间

围绝经期综合征一般会发生在45~55岁，在绝经前后的这段时间，有的人就会出现围绝经期综合征，在绝经后再持续2~3年就会结束；但有的人可能会持续5年，甚至10年，这时候我们就应该积极干预，帮助围绝经期妇女顺利度过这一时期。

（三）围绝经期失眠按压三阴交

有研究发现，围绝经期有2/3的女性有失眠的症状存在，这里给大家介绍一个治疗围绝经期失眠的穴位——三阴交。三阴交是足太阴脾经、足厥阴肝经、足少阴肾经三经交汇的穴位，有滋补肝肾之阴、安神健脾益血的功效，所以按压这个穴位有益于应对围绝经期的失眠。这个穴位是在足内踝上缘四横指处，找到穴位后用大拇指来按压，每天按压100下，可以有效改善围绝经期的失眠。

（四）围绝经期情绪冲动推拿太冲穴

围绝经期的女性朋友常常存在一些情绪方面的问题，或是情绪低落，或是情绪冲动，这里给大家介绍一个穴位——太冲穴，这是肝经上的一个穴位，可以帮助改善围绝经期情绪的问题。这个穴位定位是在脚上大拇指和第二指之间，沿着指缝向上滑动，按着有动脉应手的地方就是太冲穴，在按的过程中要体会是否有酸麻胀痛的感觉。找到穴位后从脚背部向脚趾缝的方向推压，每天推100次，可以有效缓解围绝经期的情绪问题。

七、典型医案

医案一

李某，女，47岁。初诊时间：2021年4月13日。

主诉： 失眠伴潮热汗出1年余，加重1月。

现病史： 患者1年前无明显诱因出现间断性睡眠困难，伴潮热汗出、心烦易怒，未予治疗，近1月因家庭琐事引起入睡困难，多梦易醒，甚者彻夜不眠。近半年月经紊乱，末次月经2021年3月19日，量少，色暗红，经行前后腰膝酸软，5天净。现患者夜间入睡困难，心烦易怒，多梦，心悸，频繁烘热汗出，手足心热，咽干少津，纳可，小便色黄，大便通畅；舌红苔少，脉细数。

辅助检查： 心电图示窦性心律。

诊断： 围绝经期综合征。

中医辨证： 阴虚火旺证。

治法： 滋阴降火，养血宁神，兼顾疏肝。

方药： 更年安神汤加减。

熟地黄、酸枣仁（捣）、浮小麦各30g，白芍、珍珠母各24g，制何首乌18g，太子参、麦冬、枸杞子、桑葚各15g，当归、地骨皮、合欢皮各12g，五味子9g，龟甲9g（先煎），远志、甘草各6g。6剂，日1剂，水煎服，早晚空腹服用。

二诊（2021年4月20日）： 上方服用后无不适，睡眠明显改善，能入睡，仍有多梦，烘热汗出减少，咽干好转，上方加珍珠母至30g、远志至12g，继服12剂。

于5月再诊，患者症状明显好转，可正常睡眠，嘱其服用坤泰胶囊予以巩固半月，并放松心态，调养情志。

按：患者处于围绝经期阶段，近日因家庭原因出现入睡困难加重、五心烦热、潮热汗出等不适，认为患者肾精亏损，肝血不足，天癸逐渐干竭，真阴不足，虚火上炎，热扰心神，神魂不宁而出现围绝经期综合征，结合症状辨证为阴虚火旺。患者入睡困难且烘热汗出频繁，故重用熟地黄滋阴养血，补益肝肾之阴；酸枣仁养心安神；浮小麦益气敛汗，养心除热；珍珠母平肝潜阳，安神魂；白芍、制何首乌、枸杞子、桑葚、当归补肝肾，养肝血；白芍、合欢皮柔肝解郁以安神；太子参、麦冬、五味子滋心阴，除虚烦；地骨皮、龟甲除虚热。诸药同用，以滋阴降火、宁心安神。二诊时患者主症明显好转，仍感多梦，故加重珍珠母、远志以镇静安神、交通心肾助睡眠，并嘱咐其调养情志，放松心态，预防失眠复发。

医案二

龙某某，女，52岁。初诊：2021年5月25日。

主诉：绝经两年余，潮热汗出1年。

现病史：既往月经周期规律，30天一行，经期6天。2019年初至今月经未来潮。近1年反复出现潮热汗出，患者未予重视。现症见：潮热汗出，手足心热，伴心烦易怒，情绪欠佳，胸闷不适，偶有头晕，纳可，口干，眠差，二便调。舌淡，苔薄白，脉弦。

辅助检查：心电图示窦性心律。

性激素六项（2021年5月24日）：促卵泡生成素72.46mIU/ml，黄体生成素42.59mIU/ml，雌二醇18.4pg/ml，睾酮0.71nmol/L，催乳素12.70ng/ml，孕酮0.37ng/ml。

诊断：围绝经期综合征。

中医辨证：肝肾阴虚证。

治法：滋阴补肾，疏肝理气。

方药：麦味地黄加减。

熟地黄15g，山茱萸12g，牡丹皮10g，地骨皮12g，泽泻12g，茯苓12g，山药20g，枸杞子15g，菊花15g，麦冬12g，五味子12g，沙参15g，生龙牡各30g。6剂，水煎，日1剂，早晚空腹服用。

二诊（2021年6月2日）：上方服用后症状好转，仍偶有手足心热、口干、心烦出汗，自觉背困，情绪欠佳，精神易紧张、恐惧，伴两胁下憋胀不舒。查舌淡苔薄白，脉弦细。上方加石斛10g、柴胡10g、川楝子10g、郁金12g、青皮10g、丹参30g、怀牛膝12g、白芍30g、甘草6g。继服7剂。

于7月再次复诊时诉症状明显缓解，纳眠可，手足心热消失，嘱其继服知柏地黄丸半月，并调畅情志，放松心情。

按：本案辨证属肝肾阴虚，治法以滋阴补肾、疏肝理气为主。初诊方以熟地黄、山茱萸、山药、枸杞子、麦冬补益肾精，牡丹皮、地骨皮、泽泻、沙参清血分虚热；肝无所属则急，以菊花疏肝理气。初诊方用后潮热汗出症状改善，舌色转淡红，提示阴血亏虚渐好转，但仍有肝郁气滞之象。故二诊方加用柴胡、川楝子、郁金、青皮、白芍、石斛以疏肝理气，加丹参、牛膝以引经活血。余药同前，治法滋阴补肾、疏肝理气。此后数诊嘱其口服知柏地黄丸以滋阴清热，并注意调畅情志。

医案三

王某，女，50岁。初诊时间：2021年8月3日。

主诉：烘热汗出两个月。

现病史：患者既往月经规律，12岁初潮，5~7天/28~30天，量中，色红，质可。近两年，月经3~5天/2~3个月，经量减少至原来的1/3，色紫黑，质稀，有小血块。末次月经2021年5月底，3天净，量少，用卫生巾不足5片，色、质同前。现停经两月余，自觉烘热汗出，夜间盗汗，心烦失眠，腰膝酸软无力。查其舌红，有瘀斑、瘀点，苔薄白，脉沉细。

辅助检查：妇科彩超示子宫及双侧附件未及异常，内膜厚约0.5cm。

查体：妇科检查结果如下。外阴：婚型。阴道：畅。宫颈：光，正常大小。宫体：前位，大小约6cm×4cm，压痛（－）。附件：未及异常。

诊断：围绝经期综合征。

中医辨证：肾虚血瘀证。

治法：滋肾育阴，疏肝活血。

方药：知柏地黄汤加减。

知母12g，黄柏9g，熟地黄12g，桑葚18g，茯苓12g，牡丹皮12g，山药12g，山茱萸12g，续断18g，仙灵脾15g，石决明30g（先煎），柴胡12g，丹参18g，制龟甲30g，炒酸枣仁30g（捣），五味子12g，甘草6g。5剂，日1剂，水煎服，早晚分服。

二诊（2021年8月10日）：服药5剂后，烘热汗出及夜间盗汗现象明显减轻，心烦失眠、腰膝无力等症状有所好转。舌红，有瘀斑、瘀点，苔薄白，脉沉细。方药：上方去五味子，加百合12g、陈皮12g。5剂，日1剂，水煎服。

　　三诊（2021年8月17日）：继服5剂后，症状均明显改善，自觉身心舒畅。舌红，有瘀斑、瘀点，苔薄白，脉沉细。方药：①中成药平素调理：坤泰胶囊，3粒/次，每日3次，口服。②血府逐瘀丸，1丸/次，每日2次，口服。继续随访。

　　按： 肾藏精，为先天之本，天癸由肾中精气所化生，藏之于肾，随肾气的消长而变化。妇女绝经前后，肾气渐衰，冲任失调，天癸渐竭，肾阴便见不足，则虚热内生，从而出现烘热汗出。予知柏地黄汤，配以续断、仙灵脾阳中求阴，阴阳双补；桑葚滋肾阴，养精血；柴胡疏肝理气；制龟甲、石决明滋阴潜阳；酸枣仁养心安神；五味子敛汗益阴。二诊时烘热汗出、盗汗症状减轻，上方去五味子，加百合清心安神、陈皮理气行滞。三诊时症状明显改善，予坤泰胶囊滋阴清热、安神除烦，血府逐瘀丸以调理善后。

　　围绝经期综合征是女性绝经前后卵巢功能减退，性激素波动或减少引起的一系列躯体及精神心理症状。孙教授认为本病与肝、肾二脏关系密切，妇女绝经前后肾气渐衰，天癸渐竭，肾水不足，肝血亏损，而出现月经紊乱、潮热、失眠、心悸及情绪波动等症状。医案一为围绝经期失眠患者，孙教授指出其是肝肾阴虚所致阴虚火旺而上扰心神，故予以自拟方更年安神汤加减以滋阴降火、养血宁神治疗。医案二和医案三患者都是潮垫汗出，但前者伴有情绪改变，为肝肾阴虚所致，故予以滋阴补肾、疏肝理气治疗。后者兼有瘀滞，故予以滋肾育阴、疏肝活血治疗。

（高张敏）

第八章　异位妊娠

一、概述

异位妊娠指受精卵在子宫腔以外的部位着床并发育，习惯称宫外孕。异位妊娠以输卵管妊娠最常见，少见的还有卵巢妊娠、腹腔妊娠、宫颈妊娠、阔韧带妊娠。此外，剖宫产瘢痕部位妊娠近年在国内明显增多。中医学古籍中未见有异位妊娠的病名记载，但在"妊娠腹痛""胎动不安""胎漏""癥瘕"等病证中有类似症状的描述。异位妊娠是妇科最常见的急腹症，发病率为2%~3%，输卵管妊娠破裂后，可造成急性腹腔出血，发病急，病情重，治疗不及时或处理不当可危及生命，是早期妊娠孕妇死亡的主要原因，近年来，由于异位妊娠得到了更早的诊断和处理，患者的存活率和生育保留能力明显提高。

二、中医对本病的认识

中医认为本病的发病以肾为本，与肝脾关系密切。异位妊娠的发病机理与少腹宿有瘀滞，冲任胞脉、胞络不畅，先天肾气不足或后天脾气受损等有关。由于脾肾气虚，不能把孕卵及时运送至子宫，或由于瘀阻，运送孕卵受阻，不能移行至子宫，而在输卵管内发育，以致脉络破损，阴血内溢于少腹，发生血瘀、血虚、厥脱等一系列证候。其病机的本质是少腹血瘀实证。或素禀肾气不足，或房事不节，人流堕胎，损伤肾气；或素体虚弱，饮食劳倦伤脾，中气不足。气虚运血无力，血行瘀滞，以致孕卵不能及时运达子宫，而成异位妊娠；或素性抑郁，或忿怒过度，气滞而致血瘀；或经期产后，余血未尽，不禁房事；或感染邪毒，以致血瘀气滞。气滞血瘀，胞脉不畅，孕卵阻滞而不能运达子宫，而成异位妊娠。病情发展，孕卵胀破脉络，血溢于少腹，可迅速发为阴血暴亡、气随血脱的厥脱证，进而危及生命。

三、孙久龄对本病的认识

孙教授认为异位妊娠的主要病机在于冲任不畅，少腹血瘀。临床认识异位妊娠应根据疾病的发生发展变化，分未破损期、已破损期及陈旧性包块期。未破损期的病机主要是胎元阻络、胎瘀阻滞。若少腹宿有瘀滞，冲任不畅，输卵管运送孕卵受阻，或先天肾气不足，后天脾气虚弱，运送孕卵无力，使得孕卵无法按时运送至宫腔，为胎元阻络，也是异位妊娠未破损期早期的表现；若胎元未到达宫腔即已停留，于输卵管内自殒，与余血互结而成瘀，形成包块，但未破损，为胎瘀阻滞，也是异位妊娠未破损期晚期可能出现的证候。已破损期包括气血亏脱和正虚血瘀。若胎元停于子宫外，并继续生长，导致脉络破损，血液离经妄行，血亏气脱而致厥脱，是异位妊娠已破损期气血亏脱之证；若胎元未到达宫腔即已停留，于输卵管内自殒，导致脉络破损，阴血外溢但量较少，气随血泄，离经之血积聚少腹，属异位妊娠已破损期，证属正虚血瘀；若胎元停于子宫外且已失去活性，迁延日久，离经之血与胎物互结成瘀，久积少腹成癥，此为瘀结成癥，属异位妊娠陈旧性包块期。

四、孙久龄诊治本病的特色

孙教授在临床诊疗异位妊娠时主张"急则治其标"，根据患者的临床表现，有无腹痛及其程度、精神状态，有无晕厥及休克、血压和心率等生命体征，以及彩超、血HCG等临床检查结果来鉴别异位妊娠的证候及胎元存活情况，分为未破损期和已破损期。治疗时以活血杀胚祛瘀为主，根据患者病情变化及病程发展，积极采取中西医结合的方式，不盲目偏执于仅用中医或西医。若患者出现突发下腹剧痛，伴有肛门坠胀，面色苍白，四肢厥冷，血压下降，或烦躁不安，甚至晕厥，脉微欲绝时，考虑异位妊娠破裂或流产致腹腔内急性出血，临床属危急重症，结合彩超结果及临床查体，积极进行抢救或手术。

（一）孙教授治疗陈旧性异位妊娠特色

孙教授经过多年的临床经验，认为中医外治法可以有效提高陈旧性异位妊娠的疗效，其中保留灌肠临床疗效甚佳。从药物功效上讲，温热的中药汤液灌肠可以促进局部血管的扩张，有助于药物的吸收；活血消癥的中药有助于吸收局部炎症性的渗出及分解盆、腹腔的粘连组织，从而有效改善患者症状，缩小陈旧性包块。从解剖结构上讲，子宫、输卵管、卵巢等盆腔组织器官与直肠相邻，直肠黏膜血管丰富，有利于药物的渗透和扩散，使药物直达病所而迅速、有效地发挥其治疗作用。药物直达盆腔病灶，也保证了局部药物的有效浓度及有效作用时间，更好地改善盆腔局部的血液循环，促进陈旧性包块的吸收。从药物的影响性讲，传统中药口服的口感差，而中药保留灌肠的方式操作简便，既避免了口服的苦感，还增加了局部治疗效果。中药保留灌肠可以避免药物经过胃肠道时受酸碱性或消化酶的破坏，还能减少因长期口服药物而导致脾胃受损的弊端。口服中药后需要经过肝脏代谢进入体循环而发挥作用，中药保留灌肠直接作用于局部，避开了肝脏的首过效应，从而有效减轻了肝脏代谢的负担。

（二）辨证论治

本病的治疗应遵循"急则治其标"的原则，首先在于杀胚，结合临床症状与体征、血HCG水平的变化及B超检查结果，选择合适的中西医结合诊疗方案。

1.未破损期

（1）胎元阻络证

主要症状：停经，或有不规则阴道流血，或伴下腹隐痛；B超检查一侧附件区或有包块，血HCG阳性，但未发生破裂或流产；舌质暗，苔薄，脉弦滑。

治疗法则：化瘀消癥，杀胚止痛。

基本方药：宫外孕Ⅰ号方（丹参、赤芍、桃仁）加天花粉、紫草、蜈蚣、三七。

常用加减：若大便溏薄，加茯苓、炒白术；若阴道出血较多，加鹿衔草、马鞭草。

外治法：根据血HCG结果动态观察病情，当血HCG持续下降至较低水平，且没有活动性出血时，采用中医外治法。

①中药保留灌肠：将三棱15g、莪术15g、丹参15g、赤芍10g、牡丹皮15g、皂角刺15g、延胡索10g等药浓煎100ml，药温38℃~40℃。嘱患者灌肠前排空二便。让患者取左侧屈膝卧位，臀部垫高10~20cm。连接好排气装置后戴手套，肛周消毒，润滑肛管，将肛管轻轻插入直肠15cm。将药物缓慢滴入或推入直肠，嘱患者臀部抬高并保持30分钟，尽量保留药液。每日1次。

②中药封包：将丹参30g、赤芍30g、桃仁30g、莪术30g、三棱30g、延胡索30g、天花粉20g等药物封包，治疗时将药包加热，放置于患者小腹部。具有杀胚消癥、化瘀止痛的作用。

（2）胎瘀阻滞证

主要症状：停经，可有小腹坠胀不适；B超检查或有一侧附件区局限性包块，血HCG阳性转为阴性。舌质暗，苔薄，脉弦细涩。

治疗法则：消癥化瘀，活血散结。

基本方药：宫外孕Ⅱ号方（丹参、赤芍、桃仁、三棱、莪术）加三七、水蛭、九香虫。

常用加减：若兼神疲乏力，心悸气短，加黄芪、党参益气；若有腹胀，加枳壳、川楝子等行气消胀。

外治法：

①中药保留灌肠：将三棱15g、莪术15g、丹参15g、赤芍10g、牡丹皮15g、当归15g、蒲公英15g、大血藤15g、败酱草15g、皂角刺15g、延胡索10g等药浓煎100ml，药温38℃~40℃。嘱患者灌肠前排空二便。让患者取左侧屈膝卧位，臀部垫高10~20cm。连接好排气装置后戴手套，肛周消毒，润滑肛管，将肛管轻轻插入直肠15cm。将药物缓慢滴入或推入直肠，嘱患者保

持臀部抬高并保持30分钟，尽量保留药液。每日1次。

②热盐包外敷：将丹参、赤芍、桃仁、莪术、三棱各30g，粗盐250g缝合于药包中，使用时微波炉加热，外再包一层可换洗的布，外敷患处。具有活血消癥、化瘀止痛作用。

③艾灸治疗：选取气海、太冲、三阴交、足三里、子宫穴。每次灸20分钟，每日1次。

2.已破损期

（1）气血亏脱证

主要症状： 停经，不规则阴道出血，突发下腹剧烈疼痛，血HCG阳性，彩超提示盆腔积液，或后穹隆穿刺出不凝血。面色苍白，四肢厥冷，大汗淋漓，烦躁，甚至晕厥，血压下降，或生命体征不稳定；舌质淡，苔白，脉微欲绝。

治疗法则： 首当手术急救，术后益气补血。

基本方药： 四物汤加黄芪、党参。

常用加减： 若伴腰酸、肛门坠胀感，可加续断、杜仲、木香等益气补肾。

（2）正虚血瘀证

主要症状： 异位妊娠发生破损，腹痛拒按，伴不规则阴道出血，血HCG阳性，彩超提示盆腔一侧有混合性包块。神疲乏力，头晕，生命体征平稳，不伴有烦躁、晕厥、血压下降；舌质暗，苔薄，脉弦细弱。

治疗法则： 扶正化瘀，消癥杀胚。同时动态观察病情变化，必要时手术治疗。

基本方药： 宫外孕Ⅰ号方加天花粉、紫草、蜈蚣、党参、黄芪、鸡血藤等。

常用加减：神疲纳呆，气短乏力者，党参、黄芪加量；伴有腹胀者，加枳壳、川楝子行气消胀。

外治法：①中药外敷：以侧柏叶、黄柏、大黄、薄荷、泽兰等药物外敷下腹患处，每日1~2次。

②中药保留灌肠：同胎瘀阻滞证。

3.异位妊娠陈旧性包块期

（1）瘀结成癥证

主要症状：异位妊娠发生破损已久，腹痛减轻或消失，小腹坠胀不适，血HCG已转为阴性，彩超提示盆腔一侧有局限性的包块。或伴有腰困。舌质暗，苔薄，脉弦细涩。

治疗法则：消癥化瘀，活血散结。

基本方药：宫外孕Ⅱ号方加乳香、没药、九香虫、水蛭、三七等。

常用加减：若神疲乏力、心悸气短，加党参、黄芪、神曲以扶正益气；若腹胀，加枳壳行气消胀。

外治法：

①中药保留灌肠：将三棱15g、莪术15g、丹参15g、赤芍10g、牡丹皮15g、当归15g、蒲公英15g、大血藤15g、败酱草15g、皂角刺15g、延胡索10g等药浓煎100ml，药温38℃~40℃。嘱患者灌肠前排空二便。让患者取左侧屈膝卧位，臀部垫高10~20cm。连接好排气装置后戴手套，肛周消毒，润滑肛管，将肛管轻轻插入直肠15cm。将药物缓慢滴入或推入直肠，嘱患者臀部抬高并保持30分钟，尽量保留药液。每日1次。

②热盐包外敷：将丹参、赤芍、桃仁、莪术、三棱、皂角

刺、大血藤、败酱草、蒲公英各30g，粗盐250g缝合于药包中，使用时微波炉加热，外再包一层可换洗的布，外敷患处。具有活血消癥、化瘀止痛作用。

③艾灸治疗：选取气海、太冲、三阴交、足三里、子宫。每次灸20分钟，每日1次。

④穴位贴敷：常用药物为丹参、赤芍、桃仁、三七、蒲黄、白芷、三棱、莪术等。穴位取子宫、气海、神阙、中极，每日贴敷1次。

⑤物理疗法：配合TDP照射。TDP可提高局部的温度及改善局部微循环，更有利于促进药物渗透进皮肤，从而使药物功效得到更大程度的发挥，加速炎症吸收。可用于各型盆腔炎性疾病。

（三）中医体质辨识

体质是在先天遗传和后天获得的基础上表现出的生理机能和心理状态等各方面综合的相对稳定的特质。孙教授在临床实践中发现，现代人受工作、生活、饮食习惯的影响，长期在某种或多种因素的作用下，体质也逐渐发生变化，最终形成某些偏颇体质，这些偏颇体质与异位妊娠的发病和病情发展有一定的关系。因此，为优生优育、降低不良孕史，提倡对适龄女性在孕前检查时进行体质评估，及时纠正偏颇体质。

异位妊娠的发病是诸多因素长期叠加影响机体正常生理功能所导致的，而并非一朝一夕即可形成。是否发生异位妊娠也是因人而异的，而这个因人而异即体现了个体的差异。异位妊娠患者临床以血瘀质、气郁质、湿热质、气虚质多见。

1.血瘀质

平素多有小腹疼痛、痛经、经血紫暗伴血块；或皮下出血，面色晦暗，口唇暗淡，易心烦、健忘。发生异位妊娠的患者多表现为腹痛及腹部包块。舌暗或有瘀点，舌下络脉紫暗，脉涩。

治疗法则：行气活血，化瘀止痛。

基本方药：桃红四物汤（《医宗金鉴》）。

桃仁、红花、熟地黄、白芍、当归、川芎。

中成药：血府逐瘀颗粒。

2.气郁质

性格内向、不稳定，平素精神抑郁，焦虑不安，情绪低沉，烦闷不乐，乳房胀痛，咽部有异物感。可有月经先后不定期、痛经等症状。发生异位妊娠者容易出现腹痛、焦虑不安等症状。舌淡红，苔薄白，脉弦。

治疗法则：疏肝解郁，行气止痛。

基本方药：逍遥散（《太平惠民和剂局方》）。

柴胡、白芍、茯苓、当归、白术、甘草。

中成药：逍遥丸。

3.湿热质

平素常表现为小腹疼痛坠胀，身重困倦，面垢油光，痤疮；口苦口干，情绪易烦躁；大便黏腻或燥结，小便短黄。月经后期、经血黏稠，带下量多、色黄。发生异位妊娠者可出现腹痛坠胀、腹部包块。舌质偏红，苔黄腻，脉滑数。

治疗法则：清热凉血，利湿通络。

基本方药：龙胆泻肝汤（《医方集解》）或甘露消毒丹

（《医效秘传》）。

龙胆草、黄芩、炒栀子、泽泻、木通、当归、生地黄、柴胡、车前子、甘草、滑石、黄芩、茵陈、石菖蒲、川贝母、木通、藿香、连翘、白蔻仁、薄荷、射干。

中成药：龙胆泻肝丸、双柏散。

4.气虚质

平素常表现为小腹部隐痛，语音低弱或气短懒言；精神不振，疲乏无力，心悸，自汗。可有月经先期、经间期出血或崩漏；月经量少，色淡质稀。发生异位妊娠破裂易出现晕厥，甚至出血性休克。舌淡红，舌边有齿痕，脉弱。

治疗法则：益气养血。

基本方药：补中益气汤（《脾胃论》）。

人参、白术、黄芪、陈皮、柴胡、升麻、当归、炙甘草。

中成药：补中益气丸。

五、预防

1.异位妊娠保守治疗期间注意卧床休息，并尽量减少改变体位和增加腹压的动作，如咳嗽、用力大便等。保持大便通畅，大便秘结时可服润肠通便的食品，如蜂蜜、麻仁丸等。

2.保持良好的生活作息，戒烟限酒。

3.了解避孕知识，正确避孕，定期复查宫内节育器；不轻易终止妊娠，尽量减少药物流产、人工流产带来的危害。

4.认真对待孕前检查，优生优育。

5.注意经期、孕期及产褥期的卫生，避免生殖系统感染。

六、健康教育处方

（一）如何正确认识异位妊娠

异位妊娠俗称宫外孕，指胚胎在子宫腔以外的部位着床发育。异位妊娠若不能被及时发现并治疗，可能对患者本人及其家庭带来极大的伤害。异位妊娠的临床表现有停经，或者不规则的阴道流血；一侧小腹疼痛，早期可有隐痛，但异位妊娠一旦发生破裂，可能出现突发的下腹部剧痛，甚至晕厥，严重时危及生命；异位妊娠病灶破裂或者流产时会有内出血，引起剧烈腹痛，或者出现急腹症，同时伴有肛门坠胀感。因此当出现月经推迟，或者非正常月经量的不规则阴道出血，或伴有一侧小腹隐痛时，须及时就医，减少异位妊娠造成的严重后果。

（二）发现异位妊娠是不是只能手术切除输卵管

异位妊娠的治疗并非只有手术治疗，还包括药物保守治疗。药物保守治疗又包括西药、中药、中西医结合等不同方式的治疗。在异位妊娠早期，未发生破裂或流产，未出现急性腹腔内出血的情况下，可以选择保守治疗，观察病情变化。西药治疗异位妊娠主要是选择氨甲蝶呤杀胚，中药主要以杀胚消癥为主，临床多采用中西医结合的治疗方式，且中医治疗注重内服和外用结合，中药外敷及保留灌肠是治疗异位妊娠稳定性的有效措施。需要注意的是，在保守治疗的同时须动态监测血HCG水平、彩超下包块大小和有无内出血。

（三）异位妊娠切除输卵管后是不是无法怀孕了

受孕的过程就是精子与卵子在输卵管壶腹部结合形成受精

卵，并且通过输卵管运送到达子宫体腔内着床发育的过程。如果输卵管的结构或者功能发生障碍，受精卵无法运送至宫腔而在子宫体腔外着床，则发生异位妊娠。当异位妊娠发生破裂或者流产，导致腹腔内出血时，须及时进行手术治疗。若切除了患侧的输卵管，则无法运送精子与卵子结合而无法受孕。一般输卵管妊娠仅切除患侧的输卵管，而在另一侧输卵管正常通畅的情况下，仍可以自然受孕，只是受孕率较双侧正常时较低。如果发生过双侧输卵管妊娠并切除，或者双侧输卵管堵塞，则精子和卵子无法受精。但是，医学技术的进步及辅助生殖技术的快速发展为诸多家庭带来了希望，即使双侧输卵管已被切除，也可通过辅助生殖技术拥有属于自己的宝宝。

（四）哪些因素会导致异位妊娠

异位妊娠的发病与以下几方面因素密切相关：①输卵管炎症。输卵管黏膜炎或输卵管周围炎症可能导致输卵管内部堵塞或输卵管周围组织粘连，从而出现输卵管扭曲、狭窄、运动减弱，影响精子与卵子的结合及受精卵的运行。②输卵管妊娠病史。曾有过输卵管妊娠病史的女性，再次患输卵管妊娠的风险会增加。③放置宫内节育器。如果使用宫内节育器避孕失败而怀孕的话，发生异位妊娠的概率很高。因此，要定期复查宫内节育器的位置。④输卵管发育不良或功能异常：输卵管发育异常，如输卵管过长、基础发育不良或黏膜纤毛发育异常，则输卵管功能会受到影响，影响受精卵的运行。⑤受精卵未正常进入子宫体腔。若精子与卵子正常受精后，受精卵经腹腔或者经宫腔进入对侧输卵管着床，则形成输卵管妊娠。⑥各类疾病。若患有子宫肌瘤、卵巢肿瘤，可能压迫输卵管，影响输卵管的蠕动，妨碍受精卵的运行；子宫内膜异位症可能会增加受精卵在输卵管内着床的机会。⑦反复人工流产。若反复进行人工流产等宫腔操作，会损伤子宫内膜，也可能使子宫内膜异位到其他地方，受精卵不易在子宫体腔内着床，从而增加异位妊娠的发生率。⑧辅助生殖。辅助生殖技术也可能导致异位妊娠的发生。受精卵移植后并非立马着床，若游离至宫腔外着床，则发生异位妊娠。⑨不良生活习惯。女性长期吸烟、酗酒，或服用促排卵药物，或口服紧急避孕药，都可能发生异位妊娠。

七、典型医案

医案

孟某，女，30岁。初诊时间：2021年4月9日。

主诉：异位妊娠保守治疗6天。

现病史：患者主因"停经40余日，阴道少量出血1周"由门诊考虑"异位妊娠"收入院。患者平素月经经常推后，经期7天，周期30~45天。末次月经2021年2月9日。4月2日自测尿HCG弱阳性，4月3日间断阴道少量出血，无腰酸腹痛，无肛门坠胀感。化验血HCG水平：837mIU/ml。B超提示：右侧附件区可见4.2cm×3cm大小的不均质包块，未见明显盆腔积液。入院后考虑无活动性出血，与患者及其家属沟通后，选择保守治疗，密切观察病情变化，动态监测血HCG水平。完善相关化验检查后，给予米非司酮杀胚治疗。4月6日复查血HCG水平：562mIU/ml，嘱患者卧床休息，避免进行增加腹压的动作，密切关注患者生命体征。4月8日复查血HCG水平：378mIU/ml。考虑患者生命体征平稳，血HCG持续下降，请中医妇科会诊，采用中西医结合治疗方案。仔细询问患者，阴道偶有点滴出血，无腹痛，无肛门坠胀感，纳眠尚可，大小便正常，舌淡，苔薄白，脉滑。给予杀胚消癥之中药。

诊断： 右侧输卵管妊娠。

中医辨证： 胎元阻络证。

治法： 活血杀胚，化瘀消癥。

方药： 宫外孕Ⅱ号方加减。

桃仁15g，红花15g，三棱12g，莪术12g，赤芍15g，当归15g，川芎12g，天花粉15g，生地黄15g，皂角刺10g。5剂，日1剂，水煎300ml，分早晚饭后温服，嘱患者卧床休息，饮食清淡，严密观察病情变化。

二诊（2021年4月14日）： 患者诉仍有点滴阴道出血，纳眠可，二便正常。舌淡，舌边有齿痕，苔薄白，脉滑。4月10日复查血HCG水平：183mIU/ml，B超结果提示：右侧附件区见3.0cm×2.0cm大小的不均质包块，未见明显盆腔积液。4月12日复查血HCG水平：115.7mIU/ml。治法继续活血杀胚、化瘀消癥。

方药： 桃仁15g，红花15g，三棱12g，莪术12g，赤芍15g，当归15g，川芎12g，天花粉15g，黄芪30g，清半夏9g，夏枯草15g，益母草10g。继续服用5剂。同时给予三棱15g、莪术15g、丹参15g、赤芍10g、牡丹皮15g、当归15g、蒲公英15g、大血藤15g、败酱草15g、皂角刺15g、延胡索10g等活血化瘀消癥之中药保留灌肠，将药浓煎100ml，药温38℃~40℃，每日1次。

三诊（2021年4月21日）： 患者诉阴道出血量稍有增加

2日，色红，无腹痛。4月18日复查血HCG水平：48.8mIU/ml；4月20日复查血清HCG水平：30.2mIU/ml。4月20日B超提示：右侧附件区可及1.8cm×1.1cm的不均质包块。办理出院，门诊治疗。舌尖红，脉沉细。继续服用宫外孕Ⅱ号方加减活血化瘀、消癥止痛治疗。方药：桃仁15g，红花15g，三棱12g，莪术12g，赤芍15g，当归15g，川芎12g，天花粉15g，生地黄15g，皂角刺10g，党参15g，黄芪15g，丹参30g，蒲黄10g。7剂，日1剂，水煎服。暂停用中药灌肠。

四诊（2021年4月28日）： 患者诉阴道出血已经干净，现自觉乏力，手足心热，纳食欠佳，大小便正常。4月27日复查血HCG水平：13.79mIU/ml。舌淡，舌边有齿痕，脉沉细。在活血化瘀消癥基础上，兼顾清热凉血利湿。方药：桃仁15g，红花15g，三棱12g，莪术12g，赤芍15g，党参15g，黄芪15g，丹参30g，蒲黄10g，牡丹皮15g，浙贝母15g，青蒿10g。7剂，日1剂，水煎服。继续活血化瘀、消癥止痛之中药保留灌肠。7日后复查血HCG水平。

五诊（2021年5月8日）： 患者无不适主诉，舌淡暗，脉沉细。5月7日复查血HCG水平：4.91mIU/ml。B超提示：右侧附件区可及大小约1.6cm×1cm的低回声包块。患者血HCG已转为阴性，且右侧附件区包块持续缩小。继续上方内服治疗及活血化瘀消癥之中药保留灌肠治疗。

2021年6月4日复查B超提示：右侧附件区可见大小约1.4cm×0.9cm的低回声区。2021年5月23日月经正常来潮，7日净。对患者进行体质评估后辨体为痰湿质兼血瘀质，予以穴位埋线调整代谢，以及中药内服进行体质调理半年，嘱患者调畅情志。患者于2021年9月13日进行双侧输卵管造影结果提示：双侧输卵管通畅。于2021年10月开始监测卵泡并指导备孕，于2021年12月底成功妊娠。

按：患者系停经40余日，阴道少量出血1周。血HCG阳性，B超未见宫内妊娠组织，而右侧附件区可见不均质包块，故考虑"异位妊娠"收入院。考虑患者无明显腹痛，无肛门坠胀感，且无明显腹腔内出血征象，属异位妊娠未破损型，孙久龄老师指出其因冲任不畅，胎元阻络，胎瘀阻滞所致，可在手术准备充分的情况下，首先选择保守治疗，动态监测血HCG水平的变化。保守治疗之初，给予西药米非司酮杀胚，待观察血HCG水平持续稳定下降，采用中西医结合保守治疗的方案，口服予以活血化瘀、杀胚消癥之中药，在宫外孕Ⅱ号方基础上加减。其中赤芍、桃仁、红花、天花粉活血杀胚；莪术、三棱化瘀消癥；当归、川芎养血活血，使祛瘀而不伤正。同时，当血HCG下降至一定水平，且异位妊娠包块持续缩小时，配合活血化瘀消癥之中药保留灌肠，通过局部用药，促进盆底组织血液循环，以利于局部炎性渗出吸收、分解盆腹腔的粘连组织，从而有效改善患者症状，缩小陈旧性包块。通过两月余的中药内服加外用中药保留灌肠治疗，患者异位妊娠病灶已明显缩小，症状明显改善。之后针对患者进行中医体质评估，为痰湿质兼血瘀质，故予以穴位埋线、中药内服及情志指导等治疗方式，纠正患者的偏颇体质，为再次妊娠做准备。经过半年的体质调理，患者于2021年10月行双侧输卵管造影提示：双侧输卵管通畅。同时进行孕前检查，通过监测排卵、指导同房等措施，患者成功怀孕。

（王娟）

第九章　复发性自然流产（RSA）

一、概述

关于复发性流产（RSA）的定义，美国生殖医学学会的标准是两次或两次以上妊娠失败；英国皇家妇产科医师协会（RCOG）则定义为与同一性伴侣连续发生3次或3次以上在妊娠28周之前的胎儿丢失；而我国通常将3次或3次以上在妊娠28周之前的胎儿丢失称为复发性流产，但大多数专家认为，连续发生两次流产即应重视并给予评估，因其再次出现流产的风险与3次者相近。属于中医"滑胎"范畴。

二、中医对本病的认识

中医关于滑胎的论述，早在《景岳全书》中就有专门的记载，认为"凡胎孕不固，无非气血损伤之病，盖气虚则提摄不固，血虚则灌溉不周，所以多致小产"。并提出："况妇人肾以系胞，而腰为肾之府，故胎妊之妇最虑腰痛，痛甚则坠，不可不防。"《女科经纶》引《女科集略》中言："女子肾藏系于胎，是母之真气，子之所赖，若肾气亏损，便不能固摄胎元。"说明滑胎与肾关系密切，肾中真阳受损，命门火衰，冲任失于温养，宫寒胎元不固，屡孕屡堕，而致滑胎；或肾精匮乏，冲任精血不足，胎失濡养，而致滑胎。

近代许多医家在古人论述滑胎的基础上，认为胎儿居于母体之内，全赖母体肾以系之，气以载之，血以养之，冲任以固之。故肾气亏损、气血两虚是滑胎的主要病机。

三、孙久龄对本病的认识

孙教授认为本病的发生责之于肾虚、冲任不固，不能摄血养胎。而胞脉与肾联系密切，怀孕之后胞脉托举胎元的力量来自肾气，肾气充足，胎元方能牢固生长，才不会有胎元殒落的忧虑。又因冲为血海，任主胞胎，冲任之气固则胎有所载，血有所养，其胎便可正常生长发育。反之，则生胎漏、胎动不安，严重时可致滑胎。导致冲任不固的机理可有肾虚、气血虚弱、血瘀，其中以肾虚为主。

四、孙久龄诊治本病的特色

（一）重视孕前调理

孙教授强调，对于滑胎的治疗，预防同样重要，孕前要查明流产原因，临证中应详细询问夫妇双方的病史，对女方进行妇科检查、B超检查、相应的实验室检查（如甲状腺功能、胰岛素功能、女性性激素六项、免疫功能等）、宫腹腔镜检查、输卵管检查、染色体检查等。男方应查精液常规、精液生化、染色体检查等，全面分析并明确流产病因，根据临床症状、体征及实验室相关检查结果，排除男方因素或女方非药物等因素后，针对原因，通过辨证与辨病相结合，进行对症治疗，以利预培其损，调畅气血，健固冲任，增强体质，宜以补肾健脾、益气养血、调理冲任为主。月经不调者，当先调经；刚流产不久者，易致瘀留胞宫，瘀血不去，妨碍新孕，可活血调经以祛瘀生新；若因他病而致滑胎者，当先治他病，防患于未病之时；孕后或补肾益气，或充养气血，固摄冲任、则胎自安。

（二）孕后保胎补肾为主

滑胎患者一旦确定妊娠即应及时保胎，治疗原则应以胎元的正常与否为前提。胎儿正常，宜同时安胎和治疗疾病，稳定胎儿；如为母体疾病导致胎儿不适，则以治疗疾病为主，病愈则胎儿自安；如果母体疾病是由胎儿不固引起的，则重在安胎，胎安则病愈；在治疗上，孙教授认为滑胎或因气血虚损，或因肾虚不足，孕后应尽早安胎治疗，防止流产发生。保胎治疗一般应维持超过既往堕胎、小产的时间两周以上，以免再次发生流产。由于肾为生殖之本，复发性流产的病机主要责之于肾，补肾益气、固护胎元应贯穿治疗始终，气血为养胎之源，益气养血、濡养冲任之本，则胎元可安。

（三）心神同治，静以制动

对于滑胎患者来说，注重调护尤为重要。孙教授强调，保胎绝欲为第一要务，又加上滑胎患者数次流产，心理压力大，易使肝失条达，反对怀孕不利，所以临证时也要嘱咐患者注意心情舒畅，保持乐观豁达的心态，安定其情绪，以利于更好地配合医生，建议孕妇多看书、听音乐等，并及早行胎教，以分散其注意力。只有医患合作，才能保胎成功。

（四）辨证论治

1.内服法

（1）肾虚证

主要症状：妊娠期间，腰部酸痛，小腹下坠，阴道流血，平素头晕耳鸣，两腿酸软，小便频数，甚至失禁，妊娠期诸症加重，舌质淡红，苔薄白，脉沉细弱。

治疗法则：补肾益气固冲。

基本方药：①补肾固冲丸。

菟丝子、续断、阿胶、鹿角霜、巴戟天、杜仲、枸杞子、当归、党参、白术、砂仁、熟地黄、大枣（去核）。

制成蜜丸，每丸6g，每日3次，每次1丸，在未孕之前亦可采用预防治疗，月经期停服，以两个月为一个疗程，可服1~3个疗程。确定妊娠后，即应避免房事，注意卧床休息，继续服用补肾固冲丸，服至以往滑胎日期前两周，再改用补肾安胎饮，每周两剂，每次水煎两次，合而3次分服，连服4周。

②补肾安胎饮

桑寄生、菟丝子、川续断、杜仲、覆盆子、何首乌、阿胶、墨旱莲、白术、党参、升麻。

中成药：孕康口服液，20ml/次，3次/日，口服。

（2）气血虚弱证

主要症状：屡孕屡堕，妊娠后少腹胀坠，甚则阴道流血，伴神倦乏力，头晕眼花，心悸气短，面色苍白或萎黄，舌质淡，苔薄，脉细弱或沉缓。

治疗法则：益气养血固冲。

基本方药：泰山磐石散（《景岳全书》）。

党参、黄芪、白术、续断、熟地黄、黄芩、砂仁、炙甘草。

中成药：

①八珍颗粒：1袋/次，2次/日，冲服。

②复方阿胶浆：20ml/次，3次/日，口服。

（3）血瘀证

主要症状：素有癥瘕之疾病，孕后屡孕屡堕，时有少腹隐痛或胀痛，肌肤无华或有瘀斑，经血或有血块，舌质紫暗或有瘀斑，苔薄，脉细弦或涩。

治疗法则：祛瘀消癥固冲。

基本方药：桂枝茯苓丸（《金匮要略》）。

桂枝、白芍、桃仁、牡丹皮、茯苓。

血瘀证患者孕后即进行安胎，配合补肾健脾、益气固冲方药治疗。

2.外治法

①外敷法

常用药物：当归、川芎、艾叶、香附、桂枝、熟地黄、白芍、鹿角霜、乌药、吴茱萸、路路通、鸡血藤。

具体方法：将药物包入纱布包中，放在冷水里浸泡20分钟，然后上锅蒸煮，60分钟后取出，用毛巾将热敷包包裹并置于下腹部，每次20~30分钟，每日1次。期间叮嘱患者避孕，热敷3个月。

②针刺法

肾虚者选肾俞、命门、三阴交，气血不足者可选气海、关元、足三里、冲阳、列缺，血瘀者可选关元、膈俞、血海。

（五）中医体质辨识

中医体质辨识是以人的体质为认知对象，通过望闻问切、四诊合参辨别出其体质。孙教授认为，在临床治疗复发性流产的过程中，也要考虑到病人个体的体质差异，体质不同则用药也有所不同，另外，体质有一定的可变性和可调性，通过调整体质，有助于疾病的防治。

1.阴虚质

孙教授认为，女子经、带、胎、产的生命特征，易耗伤阴血，且屡孕屡堕，久病及肾，耗伤肾精，体内阴液本不足，随着受孕而阴血下注冲任胞宫以养胎，阴血愈加不足，故阴虚体质对孕期"气血骤虚"有易感性。

主要表现：口燥咽干，手足心热，鼻微干，喜冷饮，大便干燥，舌红少津，脉细数。

治疗法则：滋补肾阴，壮水制火。

基本方药：六味地黄丸合大补阴丸。

熟地黄、山茱萸、山药、茯苓、牡丹皮、黄柏、泽泻。

辨体质调理：①精神调摄：培养自己的耐性，尽量减少与人争执、动怒，有条件者可选择在环境清新凉爽的海边、山林旅游度假。②运动调养：运动勿太过，防止大汗耗伤津液，因此宜做中小强度、间断性的运动项目，注意控制出汗量、及时补充水分，避免在炎热的夏天或闷热的环境中运动。可多做扩胸运动，有助于任脉的畅通。③宜选用甘凉滋润的食物，如鸭肉、猪瘦肉、黑芝麻、小麦、百合、枸杞子、梨、荸荠、甘蔗等，少食温燥、辛辣、香浓的食物，如羊肉、韭菜、茴香、辣椒、葱、蒜，以及荔枝、龙眼、樱桃、杏、大枣、核桃等。

2.气虚质

孙教授认为,气虚质之人,本气虚体弱,脏腑功能不足,逢孕之时,气亏之症加重,会造成机体适应性和耐受性下降。《景岳全书·妇人规》中也提出:"凡妊娠之数见坠胎者,必以气脉亏损而然……凡胎孕不固,无非气血损伤之病,盖气虚则提摄不固……"可见,气虚质也是反复自然流产患者的易感体质之一。

主要表现:疲乏、气短、自汗,肌肉松软不实,目光少神,唇色少华,常感口淡,毛发不华,健忘头晕。舌淡红,舌体胖,边有齿痕,脉虚缓。

治疗法则:培补元气,补气健脾。

基本方药:补中益气汤。

党参、黄芪、山药、白术、茯苓、甘草、大枣。

中成药:玉屏风散、参苓白术散。

辨体质调理:①精神调摄:心态宜乐观。气虚质性格偏内向,因此要做自我调整,培养豁达乐观的态度,且不可过度劳神。②运动调养:运动宜柔缓。气虚质锻炼宜采用低强度的运动方式,适当增加锻炼次数,而减少每次锻炼的总负荷量,控制好运动时间,循序渐进地进行。不宜做大负荷运动和出汗多的运动,避免剧烈运动,忌用猛力,以免耗伤元气。③饮食调养:宜选用性平偏温、健脾益气的食物,少吃或不吃空心菜、槟榔、生萝卜等耗气食物。不宜多食生冷苦寒、辛辣燥热的食物。由于气虚者多有脾胃虚弱,因此饮食不宜过于滋腻,不能蛮补,否则易导致脾胃呆滞而出现腹胀、食欲不振等。④起居调护:起居勿过劳。提倡劳逸结合,以免损伤正气，并且要注意规律作息。气虚质适应寒暑变化之能力较差，不耐受风、寒、暑热的气候，容易感冒，平时应避免汗出受风。常在空调居室和供暖气的房间久居者，患感冒的概率较大，应多在自然气候环境下活动，老幼等体弱之人应慎用凉水淋浴。也要注意房事不要过度，以免耗伤肾气。

五、预防

1.滑胎患者要注意克服饮食偏嗜，饮食有节，五味调和才能使人体获得各种需要的营养。

2.起居环境干净整洁，适当运动，劳逸结合，修养正气，增强体质。肾虚为滑胎的主要病机，故应节制房事，保全肾气，若房劳过度，肾精耗伤，元气虚竭，则抵抗力下降，容易发生诸多疾病。

3.滑胎患者因多次流产，加上周围环境对其产生的压力而变得精神极度焦虑和恐惧。《黄帝内经·素问·举痛论》云："怒则气上，喜则气缓，悲则气消，恐则气下，寒则气收，炅则气泄，惊则气乱，思则气结。"情志异常会伤害脏腑，损伤正气，临床需引导患者正确认识病情，了解既往流产的原因，同时帮助其消除恐惧，树立信心，使患者保持良好心态，情绪稳定，对仍有心理障碍的病人，应进行适当的心理辅助治疗。

六、健康教育处方

（一）哪些人容易流产

从母亲的因素来说，有以下几类：

1.内分泌功能失调者：如黄体功能不全、体内孕激素不足，可影响孕卵的发育；或甲状腺功能低下，可使细胞氧化过程发生障碍，影响胚胎发育而致流产。

2.生殖器官疾病患者：可因子宫畸形（如双角子宫、纵隔子宫、子宫发育不良）、盆腔肿瘤（子宫肌瘤尤其是黏膜下肌瘤）影响胎儿的生长发育，导致流产。宫颈内口松弛或宫颈深度裂伤，导致胎膜早破而发生中期流产。

3.全身性疾病患者：急性传染病使母体中毒而直接损伤胎盘，如感染、伤寒等细菌毒素或病毒可通过胎盘进入胎血循环，致胎儿死亡。高热可引起子宫收缩而发生流产。慢性疾病如严重贫血或心力衰竭，可因严重缺氧而致流产。慢性肾炎或高血压病，若胎盘出现梗死可致流产。

4.身体有创伤者：在孕期施行手术（如阑尾炎或卵巢囊肿切除术干扰腹部而刺激子宫），跌伤、劳累过度或性交等均可刺激子宫收缩而致流产。

5.母子血型不合者：母子血型不合是因孕妇和胎儿之间的血型不合而产生的同族血型免疫性疾病。胎儿从父方遗传获得的血型抗原恰为母亲所缺少，此抗原经胎盘进入母体后，可刺激母体产生相应的免疫抗体，或者由于以往妊娠、输血致Rh因子不合的ABO血型因子在母体中产生抗体，而这种抗体又通过胎盘进入胎儿体内，抗原、抗体的结合可使胎儿红细胞凝集被破坏，发生溶血，这可能是中期流产的原因。

6.接触过有毒有害物质：妊娠早期曾接触过毒物、药物、放射线、酗酒、过量吸烟或有宫内感染等影响而致胚胎或胎儿发生严重畸形，甚至死亡。刺激子宫收缩将其排出体外而导致流产。

同样，父亲方面造成流产的因素同样不容忽视。男性无症状的菌精症可导致自然流产，男性接触有毒有害物质会影响精子质量，导致胚胎或胎儿畸形以致流产。

（二）孕妇服中药不慎会引起流产吗

孕妇服用中药也必须谨慎，尤其是孕早期。

历代中医药学对孕妇服用中药文献记载较少，据有关记载和中医妇科的临床经验，孕妇禁服的中药有：藜芦、巴豆、蓖麻子、牵牛子、芦荟、番泻叶、甘遂、芫花、大戟、商陆、皂荚、皂角刺、川乌、草乌、附子、天雄、天南星、三棱、莪术、马钱子、狼毒、水蛭、虻虫、斑蝥、蜈蚣、蟾酥、麝香等。

孕妇慎用的中药，虽不属禁忌，但必须严格掌握适应证和剂量，如大黄、芒硝、桃仁、红花、枳壳、枳实、牛膝、肉桂、半夏、乳香、没药、朱砂、雄黄等。

（三）为什么说孕期前3个月养胎很重要

对孕妇和胎儿来说，孕期的第1~3个月是很重要的。孕妇要尽量远离可能有污染的环境，少接触农药和药物，减少与电脑等放射性物体的接触时间。另外，如果工作中有接触有害物质的机会，那么在怀孕前最好还是远离这样的环境。

怀孕期间，"准妈妈"要放松心情，按照正常的生活规律作息，做到精神好、营养好。怀孕后要注意休息，增加营养，少去人员密集的公共场所。怀孕的前3个月内胚胎开始形成神经系统的雏形，可以补充预防神经管畸形的叶酸，以防因缺乏叶酸给宝宝造成无法挽回的伤害。

孕期的前3个月用药要注意，如果孕妇需要服药但又拿不定主意，一定要咨询医师后再决定。

（四）流产后如何自我心理调整

流产不是一个单纯的医学问题、法律问题或伦理问题，而是一个人类的社会问题，涉及妻子、丈夫、家庭成员及社会。妊娠对妇女来说是一生中的大事，加上妊娠生理变化、家庭人际关系、工作与学习负担，使孕妇有很大的压力，对孕产妇心理有很大影响。如果不幸发生流产，则使得欲要孩子的妇女（尤其是反复流产者）产生忧虑焦躁情绪，不利于流产后的康复。因为心理压力、情绪焦虑会引起身体变化，肾上腺素与去甲肾上腺素增加，使血管收缩，同时交感、副交感神经高度活动，使心动过速，动脉压上升，代谢增加，出现胃肠痉挛等，都可影响人体健康。由于妇女受年龄、个性、职业要求、本人身体状况和妊娠经历的影响，心理承受能力有所不同，丈夫及其家属的态度和提供的护理质量可对妇女康复产生重要的影响。

认真的护理并非纯粹的营养问题，更重要的是心理问题。面对流产后的妇女，作为丈夫应创造和谐的气氛，做到体贴和谅解，认识到流产可能是双方的因素，即使确系妻子的原因，也不可一味责怪。因为这一切会成为流产妇女的心理刺激源，处理不当会加剧内心不平衡，甚至发生抑郁症。丈夫应自觉地担当一切困难，使妻子安心。而作为妻子也要积极乐观，勇于面对现实，寻找解决办法，不能一味沉浸于悲痛之中不能自拔。

（五）孕妇旅行怎样防止流产

1.时间选在孕中期：孕妇旅行最好选择在怀孕第4~6个月之间。此期最安全，因为妊娠反应已过，而且沉重的大腹与脚肿尚未出现。

2.出发准备做到三个"必须"：必须与产科医生取得联系，将整个行程向医师交底，以获得医师的指导；必须准备宽松舒适的衣裤与鞋袜，带一个符合自己心意的枕头或软垫供乘行时使用；必须有亲人陪同，确保途中的周全照应与安全保障。

3.选择行驶平稳、舒适的交通工具：乘车颠簸、跳跃是引起流产的第一因素。因此，长距离旅行应首选飞机，既平稳舒适，又节省时间。另外，尽量选择火车或内河轮船，但必须是卧铺或一、二、三等舱，行驶比较平稳，也能休息好。

4.系安全带：坐飞机和小轿车要系上安全带，以防意外伤害胎儿。坐火车或飞机尽量选择靠通道的座位，便于经常活动下肢以防水肿，也便于去洗手间和上下车。

5.防病：感冒发热、腹泻、脱水是引起流产的主要病因，因此，要注意预防感冒，预防细菌性食物中毒。适时增减衣服。要注意饮食卫生，路边摊档的食物无论有多大的吸引力，尽量不要光顾。饮水尽量自备。

6.避免前往传染病流行区旅行：传染病流行区有很多病毒在空气和食物上传播，孕妇感染病毒后，即使不流产，也有可能使胎儿发育不良，甚至导致胎儿畸形。

（六）为什么易流产的孕妇不能染指甲

指甲油及其他化妆品往往含有一种名叫酞酸酯的物质。这种物质若长期被人体吸收，不仅对健康有害，而且容易引起孕妇流产及生出畸形儿。所以，孕期或哺乳期的妇女都应避免使用标有"酞酸酯"字样的化妆品，防止酞酸酯引起流产或导致婴儿畸形。

所以，女性尽量不要在孕期涂指甲油。

（七）复发性流产在孕期能过性生活吗

与同一性伴侣连续发生3次及3次以上的自然流产称为复发性流产，且这种流产大多发生在同一妊娠月份，其表现和一般流产相同，即见红、下腹阵痛、腰酸、胎儿组织排出等。

多次流产的妇女，精神负担较重，因而性欲大多下降，一旦受孕更是惶惶不可终日，不敢性交。

性生活对复发性流产有不利的影响，虽非决定性因素，但有诱发作用。这主要是因为复发性流产患者自我流产倾向极大，一旦有性交活动，由于精神亢奋，盆腔及子宫充血，性高潮时子宫痉挛性收缩，阴茎对子宫的撞击，精液中前列腺素对于子宫的收缩作用，均可能激发胚胎组织出血，引起腹痛。对于子宫颈环扎术者，性交有可能诱发缝合处感染，导致胎膜早破。如有出血、腹痛等症状时，性交有可能促使胚胎加快排出，并可引起感染。这些都是性生活对复发性流产妇女的不良影响。但是，若复发性流产的病因已经被纠正，胎儿发育已步入正轨，则次数不多的性交活动并不会触发流产，但须注意如下事项。

1.性生活慎重：严格讲，复发性流产妇女孕期应忌房事。对少数流产原因明确，病因已予去除，或流产危险期已过的妇女，可适当过性生活。如因黄体不健全所致的流产多发生于妊娠早期，经补充黄体酮安胎至孕3个月后，胚胎发育正常，胎盘已能分泌大量黄体素，一般不会发生流产，也可以适当过性生活。若引起流产的子宫肌瘤已经被摘除，或子宫畸形已通过手术纠正，则孕中期也可以适当过性生活。

2.性生活前服用维生素E：在可进行性生活的情况下，性交前先服用维生素E，以防止子宫痉挛性收缩。

3.注意休息：孕期不过劳，流产危险期应绝对卧床休息。消除紧张、焦虑的心理状态是安胎的重要措施。

4.控制次数：在可性交的时期，次数也不宜过多，以每月1~2次为宜。配偶的动作不可过急过猛，取侧卧位、后背位较为相宜。每次性交，精液不宜留于阴道，因精液中所含的前列腺素可刺激子宫收缩，最好射于避孕套内。

（八）孕妇怎样锻炼才有利于胎儿健康发育

孕妇可以进行体育运动，但应注意运动开始月份、运动方式、运动强度和持续时间等。

大量证据表明，直立的劳动或某些运动对妊娠结局不利，应予避免。包含有跳跃、扭曲或快速旋转的运动都不宜进行；增加腹压和导致心理状态过分恐惧、紧张的运动亦应避免；孕早期，下肢用力的运动，如骑车等亦应避免。

动物研究表明，子宫血流量减少的程度与运动强度密切相关。运动强度过大，将增加胎儿死亡率，减轻胎儿体重，延迟骨化作用，影响胎儿发育，甚至造成流产、早产或其他产科并发症。

怎样掌握运动强度呢？一般以自我不感到疲劳为度；也可将在运动停止后15分钟之内心率能恢复到运动前的水平作为衡量运动量适度的标准。

运动时间不能过长，因为运动时间过久可显著降低主动脉血的含氧量，影响胎儿摄取足够的氧，严重者可发生胎儿宫内窘迫。

妊娠期运动方式一般可取步行、慢跑、游泳、骑自行车等。孕前习惯的运动仍可继续进行，原来运动强度不大的，采取散步（步行）形式为主的运动是更相宜的。

（九）妇女酗酒影响妊娠吗

众所周知，男性酗酒可使精子发生形态和活力的改变，甚至会杀死精子，从而影响受孕和胚胎发育。同样，酒精对卵细胞也会产生侵害。

酗酒后的妇女要20天后再受孕。有人认为酒精在体内代谢很快，2~3天后就可排出，不会发生胎儿畸形。其实酒精对生殖细胞的毒害作用不会随酒精代谢物的排出而消失，只有当受损的生殖细胞被吸收或排出后，才可避免胎儿畸形的形成。而卵子的初级卵母细胞到成为成熟卵子约需11天，因此最好是20天后再受孕。

酒对胎儿来说是一种危险的致畸因子，饮酒量越大，次数越多，对胎儿的影响也就越大。特别是长期大量饮酒的孕妇，胎儿可发生慢性酒精中毒，医学界称为"胎儿酒精综合征"。严重时胎儿会死亡，即使可以存活，常表现出多种畸形，例如，头颅颜面发育异常（兔唇或腭裂）、智力低下，以及形成痴呆及内脏多处畸形等，胎儿或新生儿死亡率明显增加。因此，孕妇应禁酒。

（十）吸烟对孕妇有什么影响

烟草中含有多种有害物质，除了已广为人知的尼古丁外，还有氢氰酸、氨、一氧化碳、二氧化碳、吡啶、芳香族化合物及烟焦油等。如果妇女嗜烟，会引起月经失调，并减少受孕的可能性。烟草毒素作用于怀孕的母体，可通过胎盘直接危及发育中的胚胎，使胎儿体细胞染色体畸变率增加。尤其是在胚胎发育早期这一敏感时期内，烟草毒素不仅会增加染色体畸变率，而且可通过影响基因调控及代谢过程而干扰胎儿发育。胎儿染色体畸变与流产、死胎、多发畸形、先天性疾病有着密切关系。与不吸烟妇女相比，吸烟妇女易早产、流产，其新生儿的死亡率较高。

七、典型医案

医案一

徐某，女，28岁。初诊时间：2021年9月2日。

主诉：停经5⁺周伴小腹偶感坠胀。

现病史：患者自22岁结婚至今，屡孕屡堕3次，每次孕两月左右时即出现小腹坠痛、阴道流血，曾口服维生素E胶囊，未见效。现停经36天，早孕试验阳性，似乎又有异常，自3天前追赶公交车后感觉小腹隐约坠胀，腰微酸胀。患者平素头晕乏力，现望诊患者面色白，舌淡，苔白，脉细弱。末次月经：2021年7月28日。

辅助检查：当日血HCG3301 IU/L，孕酮22ng/ml。彩超示宫内可见一孕囊回声，内有卵黄囊，未见明显胚芽及胎心搏动。

诊断：1.先兆流产？ 2.复发性自然流产。

中医辨证：气血两虚，冲任不足。

治则：益气健脾，养血安胎。

方药：泰山磐石散加减。

黄芪12g，白术10g，熟地黄10g，续断10g，当归6g，党参6g，黄芩6g，川芎6g，炒白芍12g，砂仁3g（后下），炙甘草3g。5剂，日1剂，水煎服，早晚分服。

二诊（2021年9月9日）：患者自诉服药5剂后下腹坠胀感减轻，但胃部胀满、恶心，遂上方去滋腻之熟地黄，加宽中除烦止呕之苏梗12g、竹茹10g，继服6剂。

三诊（2021年9月16日）：下腹坠胀感基本消失，尚有恶心、择食等妊娠反应，当日彩超可见胎心。嘱患者若无其他不适，遵上方隔两日服1剂，继续服用两个月。禁止性生活，保持情绪稳定，勿勉强劳累，营养适度，睡眠充足。不适随诊。

按：该患者属于气血两虚，冲任不足，不能养胎载胎。气血两虚，上不荣清窍则头晕，外不荣肌肤则面色苍白，内不荣脏腑则神倦乏力，舌淡苔白，脉细弱为气血两虚之证。泰山磐石散中，参、术、芪、草健脾益气，归、地、芎、芍补血养血，续断补肝肾，砂仁理气和中且有安胎之功，血虚易生热，以黄芩清之，且黄芩亦有安胎之效。全方共奏补脾益肾、固冲安胎之功，使"冲任固而血海满，则胎孕正常"。

医案二

王某，女，28岁。初诊时间：2021年7月23日。

主诉：反复流产3次。

现病史：患者已婚5年，已妊娠3胎，每次妊娠2~3个月即出现坠胎征兆。末次月经2021年6月30日，患者面部有瘀斑，精神欠佳，腰酸痛。每次月经前后小腹冷而刺痛拒按，苔薄白，脉沉涩。

既往史：月经平素尚规律，5天/30~35天，经量偏少，色暗红，夹有血块。

辅助检查：当日彩超示子宫附件未见明显异常，内膜厚约0.7cm。

性激素基本正常，AMH4.57 ng/ml，抗心磷脂抗体（－），夫妻双方染色体正常。

诊断：复发性自然流产。

中医辨证：冲任虚寒，瘀血内阻。

治则：温经散寒，活血化瘀。

方药：桂枝茯苓丸加减。

桂枝10g，茯苓10g，牡丹皮10g，桃仁10g，白芍10g，续断15g，杜仲15g，炙甘草3g。3剂，日1剂，水煎服，分2次服。

二诊（2021年8月6日）：服上述药3剂后，月经来临，末次月经2021年7月30日，上述症状均减轻，患者脉沉弱，予八珍汤3剂。

方药：黄芪15g，党参15g，熟地黄15g，炒白芍15g，当归10g，茯苓12g，炒白术12g，川芎6g，炙甘草3g。6剂，日1剂，水煎服，早晚分服。嘱咐患者如无不适，每于经前1周服用桂枝茯苓丸3剂，经后服用八珍汤6剂，服用3月。

三诊（2021年12月19日）：患者再次前来，末次月经2021年11月5日，自诉尿妊娠试验（＋），当日血HCG 213691 IU/L，孕酮27.67ng/ml。阴道无出血，时感腰困。

方药：菟丝子20g，桑寄生20g，桂枝10g，茯苓10g，牡丹皮10g，白芍10g，续断15g，杜仲15g。15剂，隔日1剂，水煎服，分3次服。嘱患者如无不适，服至超过以往流产月份。

按：该患者为冲任虚寒，瘀血内阻胞宫。"冲为血海，任主胞胎"，滑胎患者多次流产，造成机体气血亏虚、冲任损伤、瘀血停滞胞宫，成为再次发生流产的危险因素，正如王清任所说："不知子宫内，先有癥血占其地，胎至月再长，其内无容身之地。血既不入胎胞，胎无血养，故小产。"瘀在腹部，瘀血偏寒，阻于胞宫致滑胎。桂枝茯苓方用桂枝通血脉，茯苓健脾安正气，白芍和营血，牡丹皮、桃仁祛病血，加杜仲、续断补肝肾、固冲任，合而用之，乃收其功。孕后再予寿胎丸合方进行保胎治疗。

孙教授认为复发性自然流产是肾虚所致冲任不固，不能摄血养胎，治疗不仅限于孕后补肾保胎，还强调孕前调理，增强体质，固摄冲任，注重心神调护，保持心情舒畅。医案一患者初诊时已怀孕，孙教授认为现阶段重在保胎，防止流产，辨证为气血两虚，故予泰山磐石散加减益气养血、健脾补肾以固摄冲任安胎。医案二是不良孕史3次，孙教授认为此时重在调理，调养气血，固护冲任，为备孕做准备，故辨证用药调理。

（陈静）

第十章　盆腔炎性疾病后遗症（SPID）

一、概述

盆腔炎性疾病（PID）是女性上生殖道及其周围组织常见的一种感染性疾病，若PID未及时接受规范、正确的诊疗，则可能引起一系列后遗症的发生，即盆腔炎性疾病后遗症（SPID），既往称为慢性盆腔炎。主要包括慢性盆腔痛、PID反复发作、不孕症和异位妊娠，严重影响了生育期妇女的生殖健康和生活质量。中医古籍中无"慢性盆腔炎"这一病名，根据其临床症状及特点，归属于"妇人腹痛""带下""月经不调""癥瘕""痛经"及"不孕"等范畴。

二、中医对本病的认识

古代医家对于本病的认识，强调恶血停滞胞宫所致气血不调，或经期同房，精血搏结，或风寒湿冷与气血交争，搏结于小腹，引起胞脉瘀阻，其病变部位在少腹、胞宫、胞脉等。宋代医家陈自明在《妇人大全良方》中写道："小腹疼痛者，此由胞络之间，夙有风冷，搏于气血，停结小腹，因风虚发动，与血相击故痛。"指出邪气与气血搏结于小腹、胞脉而致疼痛。《陈素阉妇科补解》中说："经正行而男女交合,败血不出,精射胞门,精与血搏,入于任脉,留于胞中,轻则血沥不止,阴络伤则血内溢,重则瘀血积聚,少腹硬气作痛……皆由经行合房所致。"认为本病是经期同房,精血相搏,进而导致瘀阻胞脉。

现代中医学家认为本病多为经行产后,胞门未闭,邪毒或风寒湿热之邪乘虚内侵,稽留于冲任及胞宫、胞脉,与气血相搏结,邪正交争,或反复进退,耗伤气血,虚实错杂,缠绵难愈。概括来说,不外寒、热、湿、瘀、虚5个方面,或湿热蕴结,经行产后,胞门未闭,湿热之邪内侵,余邪未尽,正气未复,气血阻滞,湿热、瘀血内结,缠绵日久不愈;或寒湿凝滞,素体阳虚,下焦失于温煦,水湿不化,寒湿内结,或寒湿之邪乘虚侵袭,与胞宫内瘀血、浊液相结,致气血运行不畅,瘀而作痛;或气滞血瘀,七情内伤,脏气不宣,肝气郁结,或外感湿热之邪,余毒未清,滞留于冲任、胞宫,气机不畅,瘀血内停,脉络不通;或气虚血瘀,素体虚弱,或正气内伤,外邪侵袭,留着于冲任,血行不畅,瘀血停聚,或久病不愈,瘀血内结,日久耗伤,正气亏乏,致气虚血瘀证;或肾虚血瘀,素体肾虚或久病,多产、房劳伤及肾气,或屡次人工流产伤肾,肾气虚推动无力,导致血瘀;或瘀血内停日久,也可加重肾虚,形成恶性循环。

总之,古今中医学家均认为SPID核心离不开"瘀",女子以血为本,以血为用,血液运行正常是濡养全身的前提,无论虚、实、寒、热均可互相影响、转化,形成血瘀。在治疗上,多以"祛瘀"为治疗目的,或清热利湿祛瘀,或温经散寒祛瘀,或行气活血化瘀,或疏肝健脾、养血祛瘀等。

三、孙久龄对本病的认识

孙教授认为盆腔炎性疾病后遗症的病因是因寒、热、湿、瘀、虚，最终迁延而引起气血搏结，瘀滞冲任、胞宫、胞脉、胞络而形成本病，故SPID的根本病机是瘀血阻遏。孙教授认为本病病位在胞宫、冲任、胞脉、胞络，起因或为经期行房，或为产后、堕胎，调摄不当，邪入胞宫，损伤冲任、胞脉、胞络，与气血搏结而致瘀；或因平素饮食寒凉、起居不当，经期受凉而直入胞宫、冲任、胞脉、胞络，经脉气血失于阳气温煦而凝滞；或因平素情绪不畅，郁滞日久引起机体化热，热灼伤胞宫、胞脉、胞络而致血瘀；或因先天禀赋不足，后天脾胃虚弱，气虚运血无力而引起冲任、胞脉、胞络血行不畅而瘀滞。总之，血瘀是SPID病机的关键，瘀血阻遏胞宫、冲任、胞脉、胞络，而致血脉运行受阻。

四、孙久龄诊治本病的特色

孙教授认为盆腔炎性疾病后遗症多由气滞、湿热、寒凝、瘀滞等所致，病程多迁延漫长，久病成瘀，瘀既是病理产物，又是致病因素，两者互为因果，从瘀论治，运用活血化瘀通络之法加减。临床常见证型包括湿热瘀结、气滞血瘀、寒湿凝滞、气虚血瘀、肾虚血瘀五种证型。

孙教授治疗SPID的整体思路是以多途径综合治疗为主，即结合月经周期变化规律，以中医辨证论治为核心，在以口服中药整体调护为主要治疗方案的基础上，结合中药灌肠、中药外敷、离子导入、穴位贴敷、针灸推拿诸法等综合治疗方案，内外结合，多途径治疗，使机体恢复。达到临床治愈后，通过中医体质辨识，给予愈后药物调摄、饮食、生活起居指导，预防复发。

（一）辨证论治

孙教授认为本病涉及脏腑以肝、脾、肾为主，证型以实证多见，兼夹虚证，以血瘀为关键，辨证着重了解腰腹疼痛的性质、发作诱因及与月经周期的关系，结合全身症状、舌脉进行综合分析。

1.湿热瘀结

主要症状： 下腹胀痛或刺痛，或伴腰骶部胀痛，经行或劳累时加重，或下腹部有癥块，带下量多，色黄质稠，脘腹闷，纳差，口腻，小便黄，大便溏而不爽或干结，或伴有经期延长或月经量多，舌红或暗红，或见边尖有瘀点或瘀斑，苔黄腻，脉弦滑。妇科内诊：子宫体活动受限，（或）双侧附件区可触及条索状物、片状增厚或囊性包块，子宫体和（或）附件区有压痛。

治疗法则： 清热除湿，化瘀止痛。

基本方药： 连柏汤（经验方）。

连翘、黄柏、丹参、薏苡仁、川楝子、延胡索、冬瓜仁、茯苓。

常用加减： 湿邪甚，腹胀痛者，加茯苓、厚朴、大腹皮行气祛湿；带下多，黄稠如脓者，加土茯苓、半枝莲、白花蛇舌草清热燥湿止带；便溏者，加白术、薏苡仁健脾燥湿。

外治法：

①直肠给药。

中药保留灌肠：红藤、败酱草、蒲公英、丹参、鸭跖草、三棱、莪术、延胡索等。

②栓剂肛门给药：康妇消炎栓。

具体方法：将药物浓煎备用，每次取药液100~150ml，温度38℃~40℃保留灌肠，或用中药直肠栓剂肛门给药，每晚1次，每个月经周期连用10天，经期停用。

③中药外敷法。

常用药物：败酱草、大血藤、丹参、赤芍、乳香、没药、苍术、白芷、三棱、莪术、蒲公英、白花蛇舌草、透骨草等。

具体方法：将中药装入布袋中，用水浸泡4小时以上，浸泡液保留，或将以上药物共研细末，装入布袋蒸30~40分钟，温热熨敷小腹部位，每次40分钟，每日1次，连用7~10日。外敷时可配合红外线照射以保持药物温度，协同促进药物吸收。经期停用。或用内服、灌肠药渣趁热外敷。

④穴位贴敷。

常用药物：三七、蒲黄、白芷、羌活、苍术、陈皮、金银花等。

穴位：取三阴交、气海、神阙、关元、子宫，配带脉，每日贴敷1次。

⑤针刺治疗。

选取子宫、水道、归来、中极、阴陵泉，采取泻法，每日1次。

⑥物理疗法。

配合TDP照射。TDP可提高局部的温度及改善局部微循环，更有利于促进药物渗透进皮肤，从而使药物功效得到更大程度的发挥，加速炎症吸收。可用于各型盆腔炎性疾病。

2.气滞血瘀

主要症状：下腹胀痛或刺痛，情志不畅则腹痛加重，月经量多或经期延长，经色暗红，夹血块，瘀血排出后疼痛缓解，伴有胸胁或乳房胀痛，或伴带下量多，色白或黄，或婚后久不孕，舌质暗红或有瘀点，苔黄或白，脉弦或弦涩。妇科内诊：子宫体活动受限，（或）双侧附件区可触及条索状物、片状增厚或囊性包块，子宫体和（或）附件区有压痛。

治疗法则：活血化瘀，理气止痛。

基本方药：通任种子汤（经验方）。

香附、丹参、赤芍、白芍、连翘、桃仁、川芎、皂角刺、延胡索、三棱、莪术、甘草、炒小茴香。

常用加减：烦躁易怒，口苦者，加栀子、夏枯草疏肝清热；带下量多，黄稠者，加黄柏、薏苡仁、土茯苓利湿止带。

外治法：

①中药保留灌肠。

常用药物：肉桂、三棱、莪术、丹参、延胡索、木香等。

具体方法：将药物浓煎备用，每次取药液50~100ml，温度38℃~40℃保留灌肠。每晚1次，每个月经周期连用10天，经期停用。

②中药外敷法。

常用药物：丹参、赤芍、乳香、没药、苍术、白芷、细辛等。

具体方法：将中药装入布袋中，用水浸泡4小时以上，浸泡液保留，或将以上药物共研细末，装入布袋，蒸30~40分钟，温热熨敷小腹部位，每次40分钟，每日1次，连用7~10日。外敷时可配合红外线照射以保持药物温度，协同促进药物吸收。经期停用。或用内服、灌肠药渣趁热外敷。

③热盐包外敷。

将红藤60g、三棱30g、莪术30g、粗盐250g缝合于药包中，使用时微波炉加热，外再包一层可换洗的布，外敷患处。具有温经通络、活血化瘀、行气止痛的作用。

④穴位贴敷。

常用药物：三七、蒲黄、白芷、三棱、莪术等。

穴位：取血海、气海、神阙、中极，每日贴敷1次。

⑤艾灸。

取血海、气海、神阙、中极等为主穴，每日1次。

⑥针刺治疗。

取气海、血海、中极、内关、三阴交，采取泻法，每日1次。

⑦物理疗法。

同湿热瘀结证。

3.寒湿凝滞

主要症状：小腹冷痛或刺痛，或伴腰骶部胀痛或冷痛，受凉或经期腹痛可加重，经期延后，量少，色紫暗，或伴带下量多，色白质稀，或伴神疲乏力，形寒肢冷，婚后久不孕，舌质淡暗，苔白厚或滑腻，脉沉迟。妇科内诊：子宫体活动受限，（或）双侧附件区可触及条索状物、片状增厚或有囊性包块，子宫体和（或）附件区有压痛。

治疗法则：温经散寒，活血化瘀。

基本方药：桂枝茯苓丸（《金匮要略》）加味。

桂枝、茯苓、桃仁、牡丹皮、赤芍、炒小茴香、五灵脂、延胡索、香附、川牛膝、当归。

常用加减：若下腹冷痛较甚，加乌药、艾叶温经止痛；大便溏薄者，去当归，加炒白术、山药健脾利湿；带下量多、质稀者，加芡实、金樱子以化湿止带。

外治法：

①中药保留灌肠。

常用药物：肉桂、三棱、莪术、丹参、延胡索、木香、红藤、炒小茴香等。

具体方法：将药物浓煎备用，每次取药液50~100ml，温度38℃~40℃保留灌肠。每晚1次，每个月经周期连用10天，经期停用。

②中药外敷法。

常用药物：丹参、赤芍、乳香、没药、苍术、白芷、细辛、小茴香、川芎、透骨草、荜茇等。

具体方法：将中药装入布袋中，用水浸泡4小时以上，浸泡液保留，或将以上药物共研细末，装入布袋，蒸30~40分钟，温热熨敷小腹部位，每次40分钟，每日1次，连用7~10日。外敷时可配合红外线照射以保持药物温度，协同促进药物吸收。经期停用。或用内服、灌肠药渣趁热外敷。

③热盐包外敷。

将吴茱萸60g、粗盐250g缝合于药包中，使用时微波炉加热，外再包一层可换洗的布，外敷患处。具有温经通络、活血化瘀止痛的作用。

④穴位贴敷。

常用药物：三七、蒲黄、白芷、羌活、肉桂、延胡索等。

穴位：取三阴交、气海、神阙、关元、子宫，每日贴敷1次。

⑤艾灸。

取关元、气海、神阙、中极等为主穴，每日1次。

⑥针刺治疗。

取气海、关元、足三里、三阴交，采取平补平泻，每日1次，配合神阙穴艾灸。

⑦物理疗法。

同湿热瘀结证。

4.气虚血瘀

主要症状：小腹疼痛或坠痛，缠绵日久，或伴有腰骶疼痛，经期或劳累后加重，或伴经期延长，月经量多，或伴带下量多，色白质稀，或伴神疲乏力，食少纳呆，精神萎靡，少气懒言，舌质淡暗，或有瘀点、瘀斑，苔白，脉弦涩无力。妇科内诊：子宫体活动受限，（或）双侧附件区可触及条索状物、片状增厚或囊性包块，子宫体和（或）附件区有压痛。

治疗法则：益气健脾，化瘀止痛。

基本方药：理冲汤（《医学衷中参西录》）。

生黄芪、党参、白术、生山药、天花粉、知母、三棱、莪术、生鸡内金。

常用加减：若下腹痛较甚，加延胡索、香附以行气止痛；湿盛者，加薏苡仁、萆薢以利湿；腹泻者，重用白术。

外治法：

①中药外敷法。

常用药物：丹参、赤芍、乳香、没药、苍术、白芷、细辛、小茴香、川芎、透骨草、荜茇等。

具体方法：将中药装入布袋中，用水浸泡4小时以上，浸泡液保留，或将以上药物共研细末，装入布袋，蒸30~40分钟，温热熨敷小腹部位，每次40分钟，每日1次，连用7~10日。外敷时可配合红外线照射以保持药物温度，协同促进药物吸收。经期停用。或用内服、灌肠药渣趁热外敷。

②热盐包外敷。

将丹参、白术、黄芪30g、粗盐250g缝合于药包中，使用时微波炉加热，外再包一层可换洗的布，外敷患处。具有益气健脾、活血止痛的作用。

③穴位贴敷。

常用药物：三七、蒲黄、白芷、党参、黄芪、白术等。

穴位：取气海、神阙、关元、足三里，每日贴敷1次。

④艾灸。

取关元、气海、神阙、足三里等为主穴，每日1次。

⑤针刺治疗。

取合谷、足三里、八髎，采取补法，每日1次，配合神阙穴艾灸。

⑥物理疗法。

同湿热瘀结证。

5.肾虚血瘀

主要症状：小腹绵绵作痛或刺痛，或伴有腰骶疼痛，劳累后加重，畏寒肢冷，头晕耳鸣，喜温喜按，可伴月经后期或量少，经血暗、夹块，夜尿频多，或婚久不孕，舌淡暗，苔白，脉沉涩。妇科内诊：子宫体活动受限，（或）双侧附件区可触及条索状物、片状增厚或囊性包块，子宫体和（或）附件区有压痛。

治疗法则：温肾益气，化瘀止痛。

基本方药：温胞饮（《傅青主女科》）合失笑散（《太平惠民和剂局方》）。

巴戟天、补骨脂、菟丝子、肉桂、附子、杜仲、白术、山药、芡实、人参、蒲黄、五灵脂。

常用加减：肾阳虚明显者，可选用内补丸加减；腹痛较甚者，加延胡索、苏木活血化瘀止痛；夹湿者，加薏苡仁、苍术健脾燥湿。

外治法：

①中药外敷法。

常用药物：丹参、赤芍、苍术、巴戟天、补骨脂、川续断、杜仲、山药等。

具体方法：将中药装入布袋中，用水浸泡4小时以上，浸泡液保留，或将以上药物共研细末，装入布袋，蒸30~40分钟，温热熨敷小腹部位，每次40分钟，每日1次，连用7~10日。外敷时可配合红外线照射以保持药物温度，协同促进药物吸收。经期停用。或用内服、灌肠药渣趁热外敷。

②热盐包外敷。

将附子30g、补骨脂30g、粗盐250g缝合于药包中，使用时微波炉加热，外再包一层可换洗的布，外敷患处。具有温肾止痛、活血通经的作用。

③穴位贴敷。

常用药物：三七、蒲黄、白芷、肉桂、补骨脂、芡实等。

穴位：取三阴交、肾俞、神阙、关元、中极，每日贴敷1次。

④艾灸。

取关元、肾俞、神阙、中极等为主穴，每日1次。

⑤针刺治疗。

取肾俞、气海、关元、三阴交、中极、八髎，采取平补平泻，每日1次。

⑥物理疗法。

同湿热瘀结证。

（二）中医体质辨识

盆腔炎性疾病后遗症是妇科常见疾病，多发于生育期女性，临床以不孕、慢性盆腔痛、异位妊娠及其反复发作多见，病程缠绵难愈，不仅影响患者的身心健康，而且有可能影响婚姻幸福、家庭和谐。孙教授认为，人的体质可以影响机体发病与否、发病倾向，患病之后影响疾病的发展、变化、转归及愈后情况，故在临床中通过中医体质问卷调查等，发现盆腔炎性疾病后遗症的易患体质是阳虚质、湿热质和气郁质，并给予相应指导。阳虚者，无以运化水液，水湿停聚，下焦失于温煦，寒湿内结，凝结瘀滞；湿热内蕴，阻碍气机，血行不畅，瘀滞胞宫；或七情内伤，肝气郁结，气机不畅，瘀血内停而易发本病。

1.阳虚质

平素性格多沉静、内向，畏冷，手足不温，喜热饮食，小便清长，大便稀溏，肌肉松软不实，舌淡胖嫩，脉沉迟。

治疗法则：补肾温阳，益火之源。

基本方药：桂枝加附子汤（《伤寒论》）。

桂枝、白芍、附子、生姜、大枣、甘草。

中成药：金匮肾气丸。

饮食调养：多吃甘温益气的食物，如羊肉、狗肉、牛肉、黄鳝、虾、刀豆、荔枝、龙眼、樱桃、杏、核桃、栗子、韭菜、茴香、洋葱、山药、蒜、花椒、辣椒、胡椒等。不宜多食生冷、苦寒、黏腻之品。

2.湿热质

平素性格多急躁、心烦，面部或鼻部有油腻感，易生痤疮或疮疖，口苦或嘴里有异味，大便黏滞不爽、有解不尽的感觉，形体中等或偏瘦，舌质偏红，苔黄腻，脉濡数。

治疗法则：分消湿浊，清泄伏火。

基本方药：藿朴夏苓汤（《医原》）。

藿香、川厚朴、姜半夏、赤苓、杏仁、生薏苡仁、白蔻仁、猪苓、淡豆豉、泽泻、通草。

中成药：龙胆泻肝丸。

饮食调养：饮食宜清淡，多吃甘寒、甘平的食物，如薏苡仁、莲子、茯苓、红小豆、绿豆、冬瓜、丝瓜、西瓜、莲藕等。少吃核桃、狗肉、香菜、辣椒、花椒、酒等甘酸滋腻之品及火锅、烹炸、烧烤等辛温助热食物。

3.气郁质

平素性格内向、不稳定、敏感多虑，胸胁胀满，心烦，感到闷闷不乐、情绪低沉，易精神紧张、焦虑不安、多愁善感，肋胁部或乳房胀痛，形体瘦者多见，舌红，苔薄白，脉弦。

治疗法则：疏肝行气，开郁散结。

基本方药：柴胡疏肝散（《景岳全书》）。

陈皮、柴胡、川芎、香附、枳壳、芍药、甘草。

中成药：逍遥丸。

饮食调养：宜吃小麦、高粱、香菜、葱、蒜、萝卜、海带、金橘、山楂、玫瑰花等行气、解郁、消食、醒神之品，睡前避免饮用茶、咖啡等提神醒脑的饮品。

（三）顺应周期调治

盆腔炎性疾病后遗症反复发作，颇为难治，在临床治疗中，孙教授在辨证治疗的基础上结合月经周期的规律治疗，获得了较好的疗效。孙教授认为，月经周期的演变由天癸中的阴阳消长转化的运动而来，是阴阳消长与转化的四个阶段所形成的，每期都有其特定的生理特点。行经期是新的周期开始阶段，脏腑气血充盈，血海满溢，任通冲盛，阴阳消长，重阳下泄，在阳气的转化下推动经血排出，活血调经，重在祛瘀，故在辨证的基础上酌加活血化瘀之品。经后期经血排泄后血海空虚，胞宫藏而不泄，蓄养精血为主，以养阴血，使血海充盈，恢复至重阴的生理状态，故在辨证基础上酌加滋阴养血之品。经间期即氤氲形成时期，从阴转阳、阴盛阳动之际，阴精充盛，精化为气，阴转为阳，在阴阳转化的同时，结合机体局部气血活动，促使精卵发育成熟并排出卵子，故在辨证的基础上酌加温肾活血之品。经前期阳分占据主导地位，气血充沛，血海充盈，阴充阳旺，此时气血阴阳俱盛，故在辨证的基础上酌加补肾助阳之品。

五、预防

1.注意性生活卫生，减少性传播疾病。对沙眼衣原体感染高危妇女筛查和治疗可降低盆腔炎性疾病的发生率。

2.加强营养，锻炼身体，注意劳逸结合，提高机体抵抗力。

3.公共卫生教育，提高公众对生殖道感染的认识，并使其认识到预防感染的重要性。

4.及时治疗下生殖道感染、盆腔炎性疾病，防止后遗症发生。

5.严格掌握妇科手术指征，做好术前准备，术时注意无菌操作，预防感染。

六、健康教育处方

（一）经期同房有什么危害

在正常的情况下，女性下生殖道有一定的抵御疾病能力，阴道前后壁处于闭合状态，宫颈内口有宫颈黏液栓来避免细菌进入宫腔，从而可以抵御阴道炎、子宫内膜炎这些疾病的发生。

在月经来潮期间，自身身体生理性的抵抗力下降，同时阴道流血、子宫内膜脱落、宫颈口开放。如果在此期间同房或者洗盆浴，极易引起外来细菌侵入阴道，逆行感染宫颈、宫腔，甚至蔓延至盆腔，从而引发子宫内膜炎和盆腔组织炎症等问题。

月经期间进行性生活会造成外来炎症的蔓延，导致急慢性炎症的发生，严重的会造成将来不能怀孕的问题，所以一定要在经期禁止同房。

（二）如何预防盆腔炎

盆腔炎的发生主要是由细菌或者病原体感染所导致的，也有部分是腹腔其他脏器如阑尾发生感染后蔓延到盆腔子宫附件区引起的。因此，想要预防盆腔炎的发生，就必须阻隔盆腔炎的传播途径。

第一，当没有盆腔炎的时候，女性朋友自己应该做好一些日常的保健，注意个人经期卫生。使用不洁的卫生巾和护垫、经期盆浴、经期性交等均可使病原体侵入而引起炎症。因此，女性在经期应避免性生活，同时注意外阴的清洁，使用透气性较好的卫生巾。当出现反复的或经常有生殖道炎症（就是所谓的阴道炎），应该积极地去治疗。

第二，现在流行"洗洗更健康"，其实这个说法误导了广大女性朋友。阴道有自己的微生态环境，我们不主张平时自己反复冲洗阴道，这样容易破坏阴道的微生态环境，导致阴道的微生态失衡，引起阴道感染，所以不建议反复冲洗阴道，这一点对于减少盆腔炎的感染有积极的预防作用。

第三，尽量避免一些宫腔操作，如最常见的人工流产，也就是说平时我们要做好避孕工作，尤其是年轻的朋友们，应尽量避免这种不必要的反复的流产对子宫内膜的损伤，进而形成盆腔炎症。

第四，注意产后或者流产后的护理。产妇分娩后体质虚弱，宫口因有残血、浊液流出，未及时关闭，宫腔内有胎盘的剥离面，或分娩时产道损伤，或有胎盘、胎膜残留等，都可能给盆腔炎可乘之机。此外，产后过早有性生活，病原体也会乘虚侵入宫腔内，容易引起感染。自然流产、药物流产过程中阴道流血时间过长，或有组织物残留于宫腔内，或人工流产手术无菌操作不严格等也可以发生流产后感染。此时一定要注意护理好，如产后恶露长期不干净或流产后阴道流血超过两周不净，需要及时到医院就诊。

最后，一定要定期做妇科检查，发生急性腹痛等类似症状千万不可大意，切不可在不明病因的情况下胡乱吃药。

我们应该关注盆腔炎的发病，并且在生活中也要注意专业的调理方法，平时应该健康饮食，要注意多休息，女性应该注意自己的卫生，尤其在月经期间。

七、典型医案

医案一

张某，女，28岁。初诊时间：2019年6月7日。

主诉：结婚5年，未避孕未再孕两年余。

现病史：14岁初潮，月经规律，4~6天/28~30天，量中，色鲜红，经行无不适症状。4年前因怀孕，于当地小诊所行人流术。近两年计划妊娠，至今未再孕。行子宫输卵管造影检查示：双侧输卵管显影、迂曲，左侧输卵管上举，右侧输卵管伞端造影剂弥散欠佳。末次月经2019年5月18日，量中，色暗红，夹有血块，经行前后伴有小腹憋胀。平素易情绪激动，现自述无不适。妇科检查示：子宫活动度差，左侧附件区可触及片状增厚。舌红苔薄，有瘀点，脉细弦。

诊断：盆腔炎性疾病后遗症，继发性不孕症。

中医辨证：气滞血瘀。

治法：活血化瘀，理气止痛。

方药：丹参30g，连翘15g，熟地黄12g，延胡索12g，赤芍12g，白芍12g，香附12g，桃仁12g，皂角刺12g，当归12g，川芎9g，莪术9g，仙灵脾9g，红花9g，蜈蚣2条，炙甘草6g。7剂，日1剂，水煎服。服药期间如来月经，即停止服药，经后复诊。

二诊（2019年6月24日）：服药无不适。末次月经2019年6月17日，量中，色鲜红，夹少许血块，5天净。舌红，苔薄白，舌尖有瘀点，脉细弦。

方药①：初诊方改熟地黄为15g，去仙灵脾，10剂，日1剂，水煎服。

方药②：丹参30g，赤芍15g，桃仁15g，三棱10g，莪术10g，乳香6g，没药6g，败酱草24g。10剂，日1剂，浓煎150ml保留灌肠。

配合月经干净后第3、5、7、9天各行一次子宫输卵管通液治疗。

三诊（2019年7月5日）：用药后大便不成形，日1~2次，行子宫输卵管通液治疗期间小腹轻微憋胀疼痛，余无不适。方药：二诊方口服汤药加仙灵脾9克，10剂，日1剂，水煎服。月经干净后复诊。连续中医调理3个月经周期，复查子宫输卵管造影未见明显异常后开始备孕。

按：此患者之前有过流产史，因流产后未注意，引起慢性炎症而出现输卵管损伤，导致输卵管通而不畅，影响妊娠。结合西医炎性病理特点，孙教授认为"瘀阻胞络"为输卵管性不孕的本质，瘀血阻滞于胞络，引起输卵管腔粘连、狭窄，甚至堵塞及周围粘连，影响精卵结合，无法形成受精卵而受孕。在临床实践中以活血化瘀行气通络为主，方中丹参、桃仁、红花、赤芍活血化瘀、止痛，熟地黄、当归滋阴养血、活血补血，延胡索、川芎行气活血止痛，香附疏肝理气，白芍柔肝养血，连翘清热解毒；瘀血阻于胞络，日久形成包块，加用蜈蚣、三棱、莪术、皂角刺等破气通络、软坚散结，炙甘草调和诸药。目前患者希望怀孕，故治疗以口服汤药为主，配合中药保留灌肠及子宫输卵管通液综合治疗。

医案二

王某，女，30岁。初诊时间：2016年6月13日。

主诉： 人流术后半个月，腹痛5天。

现病史： 平素月经规律，4~5天/30天，量中。末次月经2016年4月20日。5月底自测早孕试纸阳性，于5月27日在门诊行无痛人流术。1周后出现小腹胀痛，疼痛难忍而就诊，行妇科彩超示：盆腔积液，右侧卵巢囊肿（炎性包块？）。因患者平素经常服用各种消炎药，故给予莫西沙星静脉输液治疗，用药4天腹痛未明显缓解，邀中医科会诊予以灌肠治疗。询问病史，患者既往有过盆腔炎史，现下腹疼痛，压痛及反跳痛明显，无发热，阴道少量出血，色褐，有异味，舌红苔黄腻，小便色黄，脉滑数。化验血常规示：中性粒细胞计数 8.5×10^9/L，C反应蛋白25mg/L。

诊断： 盆腔炎性疾病。

中医辨证： 湿热瘀结。

治法： 清热除湿，化瘀止痛。

方药： 丹参30g，桃仁12g，赤芍12g，败酱草30g，蒲公英

30g，延胡索15g，连翘15g，薏苡仁30g。6剂，日1剂，浓煎150ml保留灌肠。

二诊（2016年6月21日）：患者自述中药保留灌肠1剂后，腹痛就明显减轻。用药6剂后自觉无腹痛，按压时轻微腹痛，要求来门诊就诊。现阴道出血已止3天，分泌物无异味，中药灌肠期间大便不成形，舌红苔腻，脉滑。

方药：丹参30g，赤芍12g，桃仁12g，香附12g，延胡索12g，连翘18g，败酱草30g，皂角刺12g，当归12g，苍术15g，薏苡仁30g，甘草6g。7剂，日1剂，水煎服。

配合康妇消炎栓，直肠给药，每日1次。

服药期间如月经来潮，停药观察，经净后复诊。

三诊（2016年7月11日）：上方连服10剂，自觉无不适反应。末次月经2016年7月3日，量偏多，色暗红，加血块，经行第1天腹部憋胀疼痛，6天干净。现月经干净第3天，无不适，舌红苔薄，脉细滑。复查妇科彩超示：子宫附件区未见明显异常。妇科内诊示：宫体压痛阴性，活动度差。

方药：二诊方去败酱草、苍术，改连翘为15g，加莪术9g、生地黄12g，10剂。嘱其平素少吃辛辣油腻、寒凉的食物，适当运动。

按：患者以前有过盆腔炎病史，此次因流产后免疫力低下诱发盆腔炎急性发作而住院治疗，给予抗生素输液治疗4天仍未见效的情况下，邀中医参与给予灌肠。孙教授结合患者症状，流产后诱发小腹疼痛，阴道出血异味，舌红苔黄腻，认为是流产后宫口未闭，湿热邪毒乘虚内侵，稽留于冲任及胞宫、胞脉，与气血相搏结，邪正交争所致，湿热征象明显，故用大剂量败酱草、蒲公英、薏苡仁清热利湿，配合丹参、桃仁、赤芍等活血化瘀止痛，灌肠以局部缓解疼痛。湿热邪毒祛除后予以活血化瘀止痛中药调理，并结合平时饮食指导等预防再次复发。

医案三

李某，女，47岁。初诊时间：2021年8月9日。

主诉： 小腹间断性坠痛半年余，加重1周。

现病史： 平素月经规律，3~5天/30天，量中，色淡红，经行小腹伴有下坠感。半年前劳累后出现小腹间断性下坠疼痛，月经来潮前后加重，近1周小腹坠痛加重，伴腰骶部酸困。末次月经2021年7月24日，量偏多，色淡红，经行腰酸、小腹下坠，5天净。多年前有过盆腔炎病史，现感小腹坠痛难忍，伴腰骶部酸困，乏力，大便不成形，舌淡暗苔薄，脉沉细无力。妇科内诊示：子宫I度脱垂，宫体压痛不明显，右附件区可及片状增厚。

诊断： 盆腔炎性疾病后遗症。

中医辨证： 脾肾两虚，兼有瘀滞。

治法： 健脾补肾，活血化瘀。

方药： 党参30g，黄芪30g，熟地黄24g，丹参24g，炒山药18g，菟丝子15g，炒白术15g，续断12g，杜仲12g，赤芍12g，香附12g，仙灵脾9g，升麻6g，炙甘草6g。6剂，日1剂，水煎服。

配合艾灸神阙、足三里、八髎，每日1次。嘱患者注意休息，避免饮食寒凉。

二诊（2021年8月16日）： 服药后大便成形，小腹坠痛、腰骶部酸困等明显缓解，舌淡暗苔薄，脉沉细。效不更方，上方继服。月经来潮停药观察，经净后复诊。

三诊（2021年8月30日）：末次月经2021年8月23日，量中，色淡红，5天净，经行稍感腰酸。现月经干净3天，自觉无不适，予以口服中成药脾肾两助丸，配合艾灸神阙、足三里、八髎治疗善后。

按：孙教授认为围绝经期是肾气逐渐下降，天癸渐竭的生理改变，引起脏腑功能失调而出现一系列的症状，此患者时值围绝经期，平素又消化不好，劳累后引起间断性的小腹不适，月经来潮前后症状加重，故予以脾肾两补，党参、黄芪、炒白术、炒山药、升麻以健脾益气，熟地黄、菟丝子、续断、杜仲、仙灵脾以补肝肾，丹参、赤芍、香附以助活血行气止痛，治疗期间配合艾灸局部治疗，提高疗效，缩短疗程。围绝经期这个时段，治愈后要注意平素保健，通过艾灸等预防复发。

孙教授认为盆腔炎性疾病后遗症多由盆腔炎性疾病治疗不当，迁延日久所导致，引起胞宫、冲任、胞脉、胞络瘀血阻遏，治疗上以活血化瘀为主辨证加减。医案一是流产引起输卵管损伤导致不孕，孙教授指出其本质是瘀阻胞络，予以活血化瘀、行气通络治疗。医案二是流产后体质虚而诱发盆腔炎急性发作，孙教授临证在活血化瘀的基础上，给予大剂量清热利湿药物治疗。医案三是劳累后出现盆腔疼痛，患者属于围绝经期，孙教授认为此时肾气开始亏损，身体机能下降，故在活血化瘀的基础上加重补益脾肾治疗。

（郝建军）

第十一章　子宫肌瘤

一、概述

子宫肌瘤是子宫平滑肌组织增生而形成的良性肿瘤，是女性最常见的良性肿瘤。临床症状有下腹包块、经量增多及经期延长、膀胱和直肠压迫症状等，易导致继发性贫血、不孕、流产等，子宫肌瘤的发病率难以准确统计，估计育龄期妇女的患病率可达25%，根据尸体解剖统计，其发病率可达50%以上。

中医无"子宫肌瘤"这一病名，根据其临床表现归属于中医"癥瘕"范畴，癥瘕为妇女下腹结块，伴有或胀，或满，或痛者，或异常出血者。癥与瘕，虽均为结块，但其性质不同。癥者坚硬成块，固定不移，推揉不散，痛有定处，病属血分。瘕者痞满无形，时聚时散，推揉转动，痛无定处，病属气分。但癥瘕的发展过程常先因气聚成瘕，日久则血瘀成癥，因此，不能把二者截然分开，故每以癥瘕并称。

二、中医对本病的认识

古代中医并无"子宫肌瘤"一说，根据其临床表现可将其归入"癥瘕"范畴。关于"癥瘕"的病因病机，古代医家众说纷纭，《诸病源候论》曰："癥瘕者，皆由寒温不调。"《女科证治准绳》中载："妇人癥痞，由饮食失节，脾胃亏损，邪正相搏，积于腹中，牢固不动，有可癥验，故名癥。"《妇人大全良方》云："妇人腹中瘀血者，由月经否涩不通，或产后余秽未尽，因而乘风取凉，为风冷所乘，血得冷则成瘀血也。血瘀在内则时时体热而黄，瘀久不消则变成积聚癥瘕也。"《景岳全书》则论曰："瘀血留滞作癥，惟妇人有之。其证则或由经期，或由产后，凡内伤生冷，或外受风寒，或恚怒伤肝，气逆而血留，或忧思伤脾，气虚而血滞，或积劳积弱，气弱而不行，总由血动之时，余血未净，而一有所逆，则留滞日积而渐以成癥矣。"由古籍可知，古代医家认为癥瘕是因正气虚弱、产时及产后不慎，外邪侵袭、内伤情志、饮食劳逸，导致气血运行受阻，气滞则血滞，日久瘀血内停，而成癥瘕。

现代中医学家认为癥瘕主要由于机体正气不足，风寒湿邪乘虚而入，或情志因素、房事所伤、饮食失宜，导致脏腑功能及气血运行失常，使瘀血、痰饮、湿浊等有形之邪凝结不散，阻于冲任，致冲任失调，积聚日久而成癥瘕，或因湿、痰、郁、瘀等聚结胞宫，日积月累，逐渐而成。由于本病日久，气、血、痰、湿互相影响，故多互相兼夹而有所偏重，主要病因病机可归纳为气滞血瘀证、寒凝血瘀证、痰湿瘀阻证、肾虚血瘀证、气虚血瘀证、湿热瘀阻证。

三、孙久龄对本病的认识

孙教授认为癥瘕一病，主要是脏腑失调，气血不和。妇女以血为主，而月经、胎孕、产育、哺乳都是以血为用，在经、孕、产、乳期间易于耗血，以致机体处于血分不足的状态。血与气，相互为用，气为血之帅，血乃气之母，血病则气不能独化，气病则血不能畅行；气血之间是相互依存、相互资生的，如血分受伤，往往影响气，气分受病也会涉及血，故常见证候有血寒、血虚、血瘀。

中医古籍有载："正气存内，邪不可干""邪之所凑，其气必虚。"人体的正气旺盛，邪气就不易侵入，即或有邪气侵袭，也不会发生疾病。只有当人体正气相对虚弱，不足以抵抗外邪时，邪气即乘虚而入，导致脏腑、气血、经络功能失调，才会发生疾病。妇女在经、孕、产、乳中易于耗血，造成血虚，由于气血同宗，血虚则气亦虚，故在外受致病因素的作用下，则可导致气血逆乱，脏腑功能失常，妇女以血为主，血由脏腑所化生，脏腑功能正常，则气顺血和，任通冲盛，反之则冲任失调，日久易成癥瘕。

本病主要与肝、脾、肾关系密切。肾藏精，主生殖，如产育过多或房事不节亦可造成肾气虚弱，气机郁滞，气滞则血瘀，瘀血日久，阻于冲任胞宫，日久则成癥瘕；肝喜条达而恶抑郁，具有疏泄气机、调节血量的功能。若情志不遂，抑郁恼怒，就会影响肝的疏泄功能，以致气机不利，形成肝郁，若肝气郁结，冲任阻滞，血液运行受阻，气聚血凝，积聚日久则成癥瘕；脾主运化，又主统血，为带脉之本，如思虑伤脾，致脾虚不能运化水湿，使湿浊内停，湿、郁、瘀等聚结胞宫，日久而逐渐积聚成癥瘕。

四、孙久龄诊治本病的特色

（一）辨证论治

孙教授认为本病以气滞和血瘀为主，气滞与肝经关系十分密切，肝脉布两胁，夹胃贯膈，抵少腹。情志所伤，肝气郁结，气机阻滞，气血运行不畅，结块聚散无常，随情况变化而起伏，即气聚为瘕。肝气上逆则头目眩晕。气滞于中焦，影响脾胃的受纳和运化功能则纳少。血瘀为全身血液运行不畅，或局部血液停滞，以及体内存留离经之血，都称为血瘀。血瘀多由于气滞或气虚，使血行不畅而凝滞，或因外伤及其他原因造成的内脏出血，不能及时消散或排出所形成。对妇科而论，血瘀在少腹，产后胞脉空虚，经期血室正开，风寒乘虚侵入，凝滞气血，或因郁怒伤肝，气滞血瘀，或经期新产，房事所伤，余血未净，凝滞气血，以致瘀血内停，渐积成癥。

因此癥瘕的辨证，首先审其在气在血，在血者以结块坚牢不散，固定不移为特征。在气者以时聚时散，时痛时止，痛无定处为特征。然后根据全身症状，辨别寒热虚实，并结合病程新久、体质强弱，采用不同的治疗方法。

1.气滞血瘀证

主要症状：下腹部包块质硬，下腹胀痛，月经先后无定期，经期延长，月经量多，有血块，色紫黑；胸胁胀闷；精神抑郁，心烦易怒，善太息，乳房胀痛，面色晦暗，肌肤不润；舌紫暗，舌尖、边有瘀点或瘀斑，苔薄白，脉弦涩。

治疗法则：行气活血，化瘀消癥。

基本方药：香棱丸（《严氏济生方》）。

木香、丁香、三棱、莪术、枳壳、青皮、川楝子、小茴香。

常用加减：若月经过多，淋沥不止，加炒蒲黄、五灵脂、三七粉（分冲）；乳房胀痛者，加郁金疏肝理气，通络消胀。月经后期量少者，加泽兰、川芎；经行腹痛者，加延胡索。

2.寒凝血瘀证

主要症状：下腹部包块质硬，小腹冷痛，喜温畏冷，月经后期，量少，色暗淡，有血块；形寒肢冷；面色晦暗或有暗斑，手足不温；舌淡暗，舌边、尖有瘀点、瘀斑，苔白，脉弦紧。

治疗法则：温经散寒，祛瘀消癥。

基本方药：少腹逐瘀汤（《医林改错》）。

小茴香、干姜、延胡索、没药、当归、川芎、肉桂、赤芍、蒲黄、五灵脂。

常用加减：小腹疼痛者，可加延胡索行气活血止痛；积块坚牢者，加鳖甲软坚散结、化瘀消癥。

3.痰湿瘀阻证

主要症状：下腹部包块按之不坚，时或作痛，月经后期或闭经，经质稠黏，有血块；形体肥胖，肢体困倦；胸脘痞闷，恶心欲呕，头晕嗜睡，带下量多，色白质黏稠；舌暗紫，舌边、尖有瘀点、瘀斑，苔白厚腻，脉沉滑。

治疗法则：化痰除湿，活血消癥。

常用方药：苍附导痰丸（《叶天士女科全书》）合桂枝茯苓丸（《金匮要略》）。

茯苓、法半夏、陈皮、甘草、苍术、香附、胆南星、枳壳、生姜、神曲、当归、川芎、桂枝、茯苓、赤芍、牡丹皮、桃仁。

常用加减：月经后期或经闭者，加当归、川芎、巴戟天温肾养血调经；脾胃虚弱，正气不足者，加党参、白术、黄芪；胸脘痞闷食少者，加鸡内金、神曲；腰痛者，加桑寄生、续断。

4.肾虚血瘀证

主要症状：下腹部包块或触痛，月经后期，量或多或少，经色紫暗，有血块；腰膝酸软；头晕耳鸣，不孕，夜尿频，性欲低下；舌淡暗，苔薄白，脉沉涩。

治疗法则：补肾活血，消癥散结。

基本方药：金匮肾气丸（《金匮要略》）合桂枝茯苓丸（《金匮要略》）。

附子、熟地黄、山茱萸、泽泻、肉桂、牡丹皮、山药、茯苓、桂枝、赤芍、桃仁、牡丹皮。

常用加减：月经后期或经闭者，加当归、川芎、巴戟天、仙灵脾温肾养血调经。

5.气虚血瘀证

主要症状：下腹部包块按之不坚，小腹空坠，经期或者经后腹痛，月经量多，经期延长，经色淡红，有血块；面色白，神疲乏力；气短懒言，头晕目眩，语声低微，倦怠嗜卧，纳少便溏；舌质暗淡，舌尖边有瘀斑，薄白，弦细涩。

治疗法则：益气活血，消癥散结。

基本方药：四君子汤（《太平惠民和剂局方》）合桂枝茯苓丸（《金匮要略》）。

人参、白术、茯苓、炙甘草、桂枝、桃仁、牡丹皮、赤芍。

常用加减：若月经量多，加益母草、乌贼骨、艾叶升阳固冲止血。

6.湿热瘀阻证

主要症状：下腹部包块疼痛拒按，带下量多色黄，月经量多，经期延长，有血块，质黏稠；发热咽干；头晕目赤，烦躁易怒，便秘，尿少色黄，肌肤甲错，夜寐不安；舌质暗红，舌边有瘀点、瘀斑，苔黄腻，脉弦滑数。

治疗法则：清热利湿，化瘀消癥。

基本方药：大黄牡丹汤（《金匮要略》）。

大黄、芒硝、牡丹皮、桃仁、冬瓜子。

常用加减：月经过多者，可加炒蒲黄、炒五灵脂、茜草以化瘀血。

（二）中医外治法

1.普通针刺

主穴：子宫、曲骨、三阴交、合谷。

配穴：血瘀者，加血海、痞根、膈俞；气滞者，加气海、地机、太冲；痰湿者，加脾俞、丰隆、阴陵泉。

操作要点：每天治疗1次，每次留针20~30分钟。留针期间行针2~3次，每次行针5~10秒。主穴均用平补平泻法。

2.电针

穴位：第一组为子宫、气海、中极，第二组为三阴交、合谷。

操作要点：在两穴位之间，分别连接电针治疗仪的两极导线，采用疏密波，刺激的强度以出现明显的局部肌肉颤动或患者能够耐受为宜。每次电针4~6个穴位（交替使用）。每次电针20分钟，每天治疗1次。没有接电针治疗仪的穴位，按普通体针疗法进行操作。

3.耳穴贴压

穴位：子宫、卵巢、脑干、屏尖。

操作要点：常规消毒后，用专用耳穴贴，让患者每天自行按压3~5次。每个穴位每次按压2~3分钟，按压的力量以有明显的痛感但又不过分强烈为度。隔天更换1次，双侧耳穴交替使用。

4.火针

穴位：以痞根为主，配天枢、带脉。

操作要点：常规消毒，将火针烧白后，直刺，迅速拔出，每周1次，4~8次为1个疗程，疗程间休息两周。

5.刺血拔罐

穴位：膈俞、脾俞、痞根、血海。

操作要点：每周1~2次，每次5~10分钟。

（三）孙久龄临床诊疗心得

对于癥瘕，应按查小腹。腹满按之稍硬者，多属实证；按腹空虚而软者，多属虚证。小腹内有包块，固定不移，按之痛者，多属血瘀；包块不硬，推之可移，按之易散者，多属气滞。但如为早期子宫肌瘤，腹部检查多无阳性体征，只有妇科超声检查才能检查清楚。

若肌瘤较小，无明显症状，则不必治疗，绝经后随卵巢功能退化，肌瘤自然停止生长；肌瘤不大，但影响身体不适者，治宜行气化瘀、软坚散结，用破癥化瘀汤。

方药：夏枯草15g，荔枝核12g，鳖甲9g，三棱9g，莪术9g，丹参15g，益母草15g，桃仁9g，川楝子9g，生蒲黄9g，五灵脂9g。

肝郁气滞者，加沉香、青皮、香附。痰湿过盛者，加茯苓、半夏、薏苡仁；气血虚弱者，加黄芪、党参、当归；小腹寒凉者，加吴茱萸、小茴香、桂枝。其他如穿山甲、橘核、皂角刺、赤芍、木香、乳香、没药均可随症加减。肌瘤大于3个月妊娠子宫，影响身体健康或增长速度很快者需尽快手术切除。

（四）中医体质辨识

体质的形成是先后天因素共同作用的结果，因此具有可调性。通过饮食调养、体育锻炼及生活习惯改善，可以达到预防和缓解疾病发展的目的。

按王琦体质辨识，子宫肌瘤患者以气郁质、痰湿质、湿热质、血瘀质居多。气郁质者素性抑郁，易多思忧虑，长久则脏腑气血平衡失调，导致阴阳失调，最终引起血瘀，从而引发子宫肌瘤。血瘀质者本身气血运行受阻，若再于经期、产后感受风寒，或过食生冷，使寒气客于胞宫，或易躁易怒而致肝气郁结，使气血之阻滞更甚，血瘀不行，气机受阻，日久终积结成癥瘕。湿热之邪犯及胞宫，与血胶结，痰湿不运则气滞，气滞则血行受阻，气血痰湿相搏，积聚有形则成癥瘕。

1.痰湿质

以形体肥胖、腹部肥满、口黏苔腻等痰湿表现为主要特征。面部皮肤油脂较多，多汗且黏，胸闷，痰多，口黏腻或甜，喜食肥甘甜黏，苔腻，脉滑。

治疗法则：化痰除湿，活血消癥。

基本方药：苍附导痰丸（《叶天士女科全书》）合桂枝茯苓丸（《金匮要略》）。

茯苓、法半夏、陈皮、甘草、苍术、香附、胆南星、枳壳、生姜、神曲、当归、川芎、桂枝、茯苓、赤芍、牡丹皮、桃仁。

中成药：散结镇痛胶囊。

饮食调养：可食用淮山药、薏苡仁、花生、羊肉、萝卜、洋葱、豆角、辣椒、生姜等健脾祛湿的食物。少食肥甘油腻及寒凉的食物。

2.湿热质

以面垢油光、口苦、苔黄腻等湿热表现为主要特征。易生痤疮，口苦口干，身重困倦，大便黏滞不畅或燥结，小便短黄，男性易阴囊潮湿，女性易带下增多，舌质偏红，苔黄腻，脉滑数。

治疗法则：清热利湿，化瘀消癥。

基本方药：大黄牡丹汤（《金匮要略》）。

大黄、芒硝、牡丹皮、桃仁、冬瓜子。

中成药：夏枯草口服液。

饮食调养：可食用薏苡仁、茯苓、四季豆、绿豆、鸭肉、兔肉、马蹄、海带、紫菜、冬瓜、苦瓜、西瓜、梨、白菜、荠菜、竹笋、莴笋、空心菜、萝卜等食物，忌食辛辣燥热之品、烧烤及油炸的食物，羊肉等性质燥热的食物要少吃。

3.血瘀质

以肤色晦暗、舌质紫暗等血瘀表现为主要特征。肤色晦暗，色素沉着，容易出现瘀斑，口唇暗淡，舌暗或有瘀点，舌下络脉紫暗或增粗，脉涩。

治疗法则：活血化瘀，消癥散结。

基本方药：桂枝茯苓丸加味。

桂枝、茯苓、牡丹皮、五灵脂、桃仁、三棱、赤芍、莪术、丹参、生蒲黄。

常用加减：如体质不虚者，可加鳖甲以增强软坚散结、行瘀化癥之力；邪实正虚，血瘀较甚而见面目黧黑、舌色紫暗、肌肤甲错状如鱼鳞、月经闭止、脉沉涩者，以逐积消坚、祛瘀生新为主要治则。可加服大黄䗪虫丸。

中成药：桂枝茯苓胶囊、血府逐瘀胶囊。

饮食调养：可食用洋葱、大蒜、韭菜、生姜、生藕、黑木耳、竹笋、山楂等食物，不宜吃收涩寒凉、冰冻油腻之物，如乌梅、苦瓜、柿子、石榴、花生等。

（四）气郁质

以神情抑郁、忧虑脆弱等气郁表现为主要特征。神情抑郁，情感脆弱，烦闷不乐，舌淡红，苔薄白，脉弦。

治疗法则：益气活血，消癥散结。

基本方药：柴胡疏肝散（《景岳全书》）。

陈皮、柴胡、川芎、香附、枳壳、白芍、甘草。

常用加减：胁肋痛者，可加郁金、青皮、当归、乌药。

饮食调养：可选择食用具有行气解郁作用的食物，如柑橘类水果，佛手、藕、萝卜等蔬菜，还可用玫瑰花泡茶饮用。忌食辛辣油腻之品。

五、预防

1.加强自身抵抗力和免疫力，适当增加体育锻炼，可练习"五禽戏"或"八段锦"，或自行按摩关元、足三里等穴位。

2.合理饮食，戒烟戒酒，少摄入含激素多的食物，如肉类，清淡饮食，禁食辛辣、生冷、寒凉、油腻食物。

3.尽量避免使用激素类药物。

4.现代女性工作繁重，同时还要兼顾家庭，精神长期处于紧绷状态，因此情绪的管理非常重要。若情志内伤，会导致肝失疏泄，冲任阻滞，影响人体气血的平衡，同时也容易产生眩晕、失眠等症状，只有增强管理自我情绪的能力，保持心情舒畅，方可使肝气舒畅。平时可以通过多种方式来培养积极向上的情感，以消减不良情绪，如加强锻炼、阅读、看电影等，同时也要注意多与朋友或家人互动交流；多与自然亲近，或者在户外空气好的地方多做深呼吸。还可以时常伸伸懒腰或用手像梳子一样梳头，这样做不仅能让肌肉得到放松，还可以让头脑感到放松，身体舒服了，精神也会随之舒畅。

5.由于女性易感受体内外致病因素的影响，故在日常生活中除注意一般卫生外，还必须重视经期、孕期、产褥期、哺乳期卫生，以预防和减少疾病的发生。

（1）经期：排泄月经虽然是女性的正常生理现象，但在行经期间，血室正开，机体对发病因素的抵抗力比较薄弱，易受外邪侵袭，因此，应保持阴户清洁，并谨避风寒及情志刺激，勿做剧烈运动和过度劳累，严禁房事，忌食生冷，卫生巾最好2~3小时一换，以避免细菌滋生。

（2）孕期：妇女受孕后，生理方面会发生某些异常变化。为了孕期安全，应做到睡眠充足，节制房事，防止跌仆，衣服亦要宽大，腰带不宜紧束，适当劳动，但不宜过劳，并应定期产前检查，如发现异常，及时诊治。

（3）妊娠：妊娠足月而分娩，是生理自然现象。产妇在临产时应与接产医生密切配合。精神不要过于紧张，产房要温度适宜，并保持安静。未到最后的产程，不要过早用力，要遵守古人对分娩"睡忍痛，慢临盆"的要诀，以免精力耗伤而滞产。在分娩操作过程中应注意严密消毒，以防感染。

（4）产后：妇女分娩以后，由于耗伤气血，体质变得虚弱，因此抗病力不足，容易发生疾病，必须认真护理。产后要避免情志刺激，谨避风寒，注意营养，勿食生冷油腻及不易消化的食物，严禁房事，不要过早地参加重体力劳动。

六、健康教育处方

1.合理使用激素类药物，避免雌、孕激素的长期和过度刺激，对患有子宫内膜增生过度等雌激素依赖性疾病的应积极治疗，改变高雌激素环境可减少肌瘤发生。

2.肌瘤的发生与情绪不畅关系密切，调畅情志，保持心情舒畅，有利于性激素的分泌维持平衡，以避免诱发子宫肌瘤。

3.妊娠可使肌瘤发展加快，可减少妊娠次数，肌瘤患者不宜使用口服避孕药，因内源性或外源性雌、孕激素的刺激均可使肌瘤发展，也不宜安放宫内节育器，易造成子宫出血增多，可采用其他避孕方法。

4.加强营养，因出血量多常导致贫血，多进食铁剂及高蛋白食物；加强锻炼，提高身体素质，增强免疫功能及抗病能力。

5.中年期及绝经前妇女要定期检查（包括妇科检查和B超检查），早发现，早治疗。发现肿瘤迅速增长，或有退行性变、恶变倾向者，应及时行手术治疗。

6.单个肌瘤直径小于5cm，长于宫体部，无明显症状者，可暂时观察，定期复查随诊，一般2～3月一次。肌瘤大于5cm或肌瘤虽不大但症状明显，流血量多而引起继发贫血者，需及时治疗。

七、典型医案

医案一

王某某，女，31岁。初诊时间：2021年12月4日。

主诉：月经周期缩短3年。

现病史：平素月经规律，周期30天，经期5天，量中等，色红。2019年起月经周期缩短，周期20天，经期4~5天，量中等，色红，无血块，无痛经，经前1周感乳房胀痛拒按，末次月经2021年11月29日至2021年12月2日，前次月经2021年11月10日。近半年出现脱发、多汗、怕冷、口干，汗出后怕冷尤甚，大便3~4日一行，便干。舌淡、苔薄白，脉细数。

既往史：2015年行巧克力囊肿手术，2019年上宫腔节育器。

孕产史：已婚，G_3P_1。

妇科内诊：外阴婚型。阴道畅，黄色分泌物，质稠。宫颈未见肥大，触血（+）。子宫及双侧附件未见明显异常。

辅助检查：B超示子宫内膜厚1.2cm，回声欠均匀，子宫肌层回声不均，子宫前壁紧贴内膜可见3.2cm×3.3cm低回声不均区，前壁下段稍外侧可见2.4cm×2cm低回声不均区，后壁间可见1.1cm×1cm低回声不均区，提示多发子宫肌瘤。阴道分泌物常规：白细胞15~30/HP。嘱患者月经2~5天行性激素六项检查。

诊断：多发子宫肌瘤。

中医辨证：气滞血瘀。

治法：行气活血，化瘀消癥。

方药：桂枝茯苓丸合逍遥散。

党参15g，黄芪30g，炒白术15g，木香10g，当归15g，茯苓15g，远志6g，砂仁6g，浮小麦30g，白芍15g，女贞子15g，续断10g，生地黄15g，鸡血藤15g。7剂，日1剂，水煎服。

二诊（2021年12月11日）：患者感纳差、口干及嗜睡，二便尚可，舌淡、苔薄白，脉细数。复查血常规。

方药①：党参15g，黄芪30g，炒白术15g，木香10g，当归15g，茯苓15g，远志6g，砂仁6g（后下），浮小麦30g，白芍15g，女贞子15克，续断10克，生地黄15克，鸡血藤15克。7剂，日1剂，水煎服。

方药②：硫酸亚铁叶酸片，2片/次，日2次，口服。

三诊（2021年12月18日）：末次月经2021年12月15日，量中等，无腹痛，但感下腹部寒凉。辅助检查：血红蛋白114g/L，本次就诊应患者要求未开药。

四诊（2021年12月22日）：性激素六项检查示促卵泡生成素8.22mIU/ml，黄体生成素3.18 mIU/ml，雌二醇343pmol/L，催乳素346.8μIU/ml，睾酮0.286nmol/L，孕酮0.113ng/ml，甲状腺功能未见异常，胱抑素1.21mg/L，低密度脂蛋白

2.21mmol/L。

方药①：党参15g，黄芪30g，炒白术15g，木香10g，当归15g，茯苓15g，远志6g，砂仁6g，浮小麦30g，白芍15g，女贞子15g，续断10g。7剂，日1剂，水煎服。

方药②：硫酸亚铁叶酸片，2片/次，日2次，口服。

嘱患者下月经净后复查彩超，复查液基薄层细胞检测（TCT）、人乳头瘤病毒检测（HPV）。

五诊（2022年1月8日）：末次月经2021年12月15日至12月20日。人乳头瘤病毒检测（HPV）：阴性。液基薄层细胞检测（TCT）：未见上皮内病变或恶性病变，炎性细胞过多，偶有耳鸣，舌淡、苔薄白，脉细数。

按：该患者初诊时即述经前乳房胀痛，遂询问其近期是否有导致情绪波动过大的事情发生，患者自述近2年来因房屋拆迁之事悬而未决，性情较以前烦躁易怒，时常与人发生口角，严重时彻夜难眠。孙教授指出该患者属精神郁闷，肝气郁结所致，《景岳全书》有载："瘀血留滞作癥，惟妇人有之。其证则由经期，或由产后，或内伤生冷，或外受风寒，或恚怒伤肝，气逆而血留，或忧思伤脾，气虚而血滞，或积劳积弱，气弱而不行，总由血动之时，余血未净，而一有所逆，则留滞日积，而渐成癥矣。"因不遂肝疏泄之性，故烦躁易怒。肝之经脉，过阴器，抵少腹，布两胁，夹胃贯膈，循咽喉，过目，上达头顶，故肝郁则经中之气滞不行，则乳房胀痛。肝气循经脉上冲则头晕耳鸣。肝气郁结日久，血为气滞，瘀阻冲任胞宫，日久则成癥瘕。

桂枝茯苓丸主治瘀血留结胞宫，方中桂枝温通血脉、化瘀活血、温阳化气，桃仁活血祛瘀，二者相配，可增加活血作用，以消癥瘕；牡丹皮、芍药均有清热凉血作用，可制约桂枝的辛温之性，牡丹皮还可活血化瘀，芍药散瘀止痛，配以茯苓益气，诸药合用可成活血化瘀、缓消癥瘕之用。该患者因肝气郁结而致病，故配以逍遥散，方中柴胡疏肝解郁，使肝气得以条达，当归养血和血；白芍柔肝敛阴，平抑肝阳，诸药合用，可疏解肝气之郁。

医案二

刘某，女，35岁。初诊时间：2021年3月1日。

主诉：月经量多1年。

现病史：平素月经规律，周期30天，经期7天，量中等，色红，偶有血块，无痛经。2019年起月经量逐渐增多，多时一天可用10~12片卫生巾，经前及经期第一、二天下腹坠胀疼痛，末次月经2021年2月19日至2021年2月25日，前次月经2021年1月18日。舌质紫暗，两边有瘀斑，苔薄白，脉沉弦。

既往史：2015年行剖宫产手术，2019年上宫腔节育器。

孕产史：已婚，G_1P_1。

妇科内诊：外阴婚型。阴道畅，少量分泌物。宫颈未见肥大，触血（－）。子宫及双侧附件未见明显异常。

辅助检查：B超示子宫内膜厚0.5cm，子宫肌层回声不均，可见多个低回声不均区，子宫前壁可见2.2cm×1.9cm、0.8cm×0.5cm低回声不均区，肌壁间可见1.1cm×1cm低回声不均区，提示多发子宫肌瘤。嘱患者月经2~5天行性激素六项检查。

诊断：多发子宫肌瘤。

中医辨证：气滞血瘀。

治法：行气活血，化瘀消癥。

方药：桂枝9g，茯苓15g，牡丹皮9g，桃仁9g，赤芍12g，丹参15g。7剂，日1剂，水煎服，早晚分服。

二诊（2021年3月8日）：甲状腺功能、血细胞分析、肝功能测定、肾功能测定、血脂测定、肿瘤因子检测均未见异常。

方药：桂枝9g，茯苓15g，牡丹皮9g，五灵脂9g（包煎），桃仁9g，三棱9g，赤芍12g，莪术9g，丹参15g，生蒲黄9g（包煎），麦冬10g，党参10g。7剂，日1剂，水煎服，早晚分服。

三诊（2021年3月15日）：患者需出差公干半个月，不便煎药，遂嘱患者服用中成药桂枝茯苓丸，日1丸，嘱患者来月经前停药。

四诊（2021年4月6日）：末次月经2021年3月30日至今，现阴道有少量褐色分泌物，舌紫暗，两边有瘀斑，苔薄白，脉弦。查性激素六项及血细胞分析，均未见异常。

五诊（2021年4月16日）：末次月经2021年3月30日至4月10日，面暗，舌质紫暗，两边有瘀斑，苔薄白，脉沉弦。

方药：桂枝9g，茯苓15g，牡丹皮9g，五灵脂9g（包煎），桃仁9g，三棱9g，赤芍12g，莪术9g，丹参15g，生蒲黄9g（包煎），黄芪15g，党参15g。7剂，日1剂，水煎服，早晚分服。

按：该患者瘀血内阻，冲任失调，血行迟滞，血瘀不行，气机被阻，积块成癥，固定不移，故经期下腹疼痛。经络不通，血运失常，上不荣面，外不荣肌肤，则面色发暗，皮肤不润。舌边瘀点，脉沉涩，均为血瘀内积之象。桂枝茯苓丸主治瘀血留结胞宫，故采用桂枝茯苓丸加味，方中桃仁、丹参、蒲黄、五灵脂活血祛瘀，三棱、莪术行气破瘀消癥，赤芍行瘀散结。全方合用，共奏行气通阳、活血祛瘀之功，以消癥瘕。

如体质不虚者，可加鳖甲以增强软坚散结、行瘀化癥之力。若邪实正虚，血瘀较甚而见面目黧黑，舌色紫暗，肌肤甲错，状如鱼鳞，月经闭止，脉沉涩者，可加服大黄䗪虫丸，以逐积消坚，祛瘀生新。

医案三

金某，女，30岁。初诊时间：2021年5月18日。

主诉：发现子宫肌瘤1月。

现病史：平素月经规律，周期28天，经期6天，量中等，色红，无血块，经期时感下腹疼痛，痛无定处。末次月经2021年5月12日至2021年5月17日，前次月经2021年4月15日。舌尖红，苔薄白，脉沉弦。患者于2021年4月单位体检时发现子宫肌瘤，大小约0.9cm×0.8cm，其母因多发子宫肌瘤，于2019年行子宫全切术。

孕产史：已婚，G_1P_0。

妇科内诊：外阴婚型，阴道畅，少量分泌物。宫颈未见肥大，触血（－）。子宫及双侧附件未见明显异常。

辅助检查：B超示子宫内膜厚0.3cm，子宫肌层回声欠均，子宫后壁可见一低回声不均区，大小为1.0cm×0.9cm，B超提示子宫肌瘤。

诊断：子宫肌瘤。

中医辨证：气滞血瘀。

治法：理气行滞，化瘀消癥。

方药：木香9g，丁香9g，小茴香12g，枳壳9g，青皮9g，三棱9g，莪术9g，川楝子9g，厚朴9g。7剂，日1剂，水煎服，早晚分服。

按：该患者肌瘤＜5cm，且无明显症状，暂无须手术治疗，可选择定期观察。孙教授认为瘕乃气聚而成，故虽有块而不坚，按之可移，时聚时散，或上或下，气聚则疼，气散则止，故时感疼痛，且痛无定处。脉沉弦乃肝气郁滞之征，肝气郁结日久，血为气滞，瘀阻冲任胞宫，日久则成癥瘕。治宜理气行滞、化瘀消癥。故用香棱丸加味。方中木香、丁香、小茴香温经理气，青皮、枳壳疏肝解郁，行气消胀，以上均为行气导滞之品，合用则疏通脉络气机；川楝子清下焦郁热而行气止痛；三棱破血中之气郁；莪术逐气分之血滞，以助行气导滞之力。诸药合用可行活血化瘀、理气散结、消癥止痛之功。

子宫肌瘤是女性生殖器官中最常见的良性肿瘤，主要是由子宫平滑肌细胞增生而成的，孙教授指出子宫肌瘤多因女性脏腑气血失和，气机不畅而致，治疗要尽早，从气滞和血瘀方面入手，如果肌瘤太大，仍需考虑手术。医案一是肝气郁结所致，孙教授临证予以逍遥散疏肝解郁，配桂枝茯苓丸佐以活血化瘀消癥；医案二是瘀血内阻日久所致，故用桂枝茯苓丸加味以活血祛瘀消癥；医案三是气机郁滞所致，孙教授用香棱丸加味以理气行滞，化瘀消癥。

（檀莹）

附表：中医体质量表及评分标准

王琦中医体质分类量表

阳虚质

请根据近一年的体验和感觉，回答以下问题	没有（根本不）	很少（有一点）	有时（有些）	经常（相当）	总是（非常）
（1）您手脚发凉吗？	1	2	3	4	5
（2）您胃脘部、背部或腰膝部怕冷吗？	1	2	3	4	5
（3）您感到怕冷、衣服比别人穿得多吗？	1	2	3	4	5
（4）您比一般人受不了寒冷（冬天的寒冷，夏天的冷空调、电扇等）吗？	1	2	3	4	5
（5）您比别人容易患感冒吗？	1	2	3	4	5
（6）您吃（喝）凉的东西会感到不舒服或者怕吃（喝）凉东西吗？	1	2	3	4	5
（7）你受凉或吃（喝）凉的东西后，容易腹泻（拉肚子）吗？	1	2	3	4	5
判断结果：□是　□倾向是　□否					

阴虚质

请根据近一年的体验和感觉，回答以下问题	没有 (根本不)	很少 (有一点)	有时 (有些)	经常 (相当)	总是 (非常)
（1）您感到手脚心发热吗？	1	2	3	4	5
（2）您感觉身体、脸上发热吗？	1	2	3	4	5
（3）您皮肤或口唇干吗？	1	2	3	4	5
（4）您口唇的颜色比一般人红吗？	1	2	3	4	5
（5）您容易便秘或大便干燥吗？	1	2	3	4	5
（6）您面部潮红或偏红吗？	1	2	3	4	5
（7）您感到眼睛干涩吗？	1	2	3	4	5
（8）您感到口干舌燥、总想喝水吗？	1	2	3	4	5
判断结果：□是 □倾向是 □否					

气虚质

请根据近一年的体验和感觉，回答以下问题	没有（根本不）	很少（有一点）	有时（有些）	经常（相当）	总是（非常）
（1）您容易疲乏吗？	1	2	3	4	5
（2）您容易气短（呼吸短促，接不上气）吗？	1	2	3	4	5
（3）您容易心慌吗？	1	2	3	4	5
（4）您容易头晕或站起时晕眩吗？	1	2	3	4	5
（5）您比别人容易患感冒吗？	1	2	3	4	5
（6）您喜欢安静、懒得说话吗？	1	2	3	4	5
（7）您说话声音无力吗？	1	2	3	4	5
（8）您活动量稍大就容易出虚汗吗？	1	2	3	4	5
判断结果：□是　□倾向是　□否					

痰湿质

请根据近一年的体验和感觉，回答以下问题	没有（根本不）	很少（有一点）	有时（有些）	经常（相当）	总是（非常）
（1）您感到胸闷或腹部胀满吗？	1	2	3	4	5
（2）您感到身体沉重不轻松或不爽快吗？	1	2	3	4	5
（3）您腹部肥满松软吗？	1	2	3	4	5
（4）您有额部油脂分泌多的现象吗？	1	2	3	4	5
（5）您上眼睑比别人肿（仍轻微隆起的现象）吗？	1	2	3	4	5
（6）您嘴里有黏黏的感觉吗？	1	2	3	4	5
（7）您平时痰多，特别是咽喉部总感到有痰堵着吗？	1	2	3	4	5
（8）您舌苔厚腻或有舌苔厚厚的感觉吗？	1	2	3	4	5
判断结果：□是　□倾向是　□否					

湿热质

请根据近一年的体验和感觉，回答以下问题	没有（根本不）	很少（有一点）	有时（有些）	经常（相当）	总是（非常）
（1）您面部或鼻部有油腻感或者油亮发光吗？	1	2	3	4	5
（2）您容易生痤疮或疮疖吗？	1	2	3	4	5
（3）您感到口苦或嘴里有异味吗？	1	2	3	4	5
（4）您大便黏滞不爽、有解不尽的感觉吗？	1	2	3	4	5
（5）您小便时尿道有发热感、尿色浓（深）吗？	1	2	3	4	5
（6）您带下色黄（白带颜色发黄）吗？（限女性回答）	1	2	3	4	5
（7）您的阴囊部位潮湿吗？	1	2	3	4	5
判断结果：□是　□倾向是　□否					

血瘀质

请根据近一年的体验和感觉，回答以下问题	没有（根本不）	很少（有一点）	有时（有些）	经常（相当）	总是（非常）
（1）您的皮肤在不知不觉中会出现青紫瘀斑（皮下出血）吗？	1	2	3	4	5
（2）您两颧部有细微红丝吗？	1	2	3	4	5
（3）您身体上有哪里疼痛吗？	1	2	3	4	5
（4）您面色晦暗或容易出现褐斑吗？	1	2	3	4	5
（5）您容易有黑眼圈吗？	1	2	3	4	5
（6）您容易忘事（健忘）吗？	1	2	3	4	5
（7）您口唇颜色偏暗吗？	1	2	3	4	5
判断结果：□是　□倾向是　□否					

特禀质

请根据近一年的体验和感觉，回答以下问题	没有（根本不）	很少（有一点）	有时（有些）	经常（相当）	总是（非常）
（1）您没有感冒时也会打喷嚏吗？	1	2	3	4	5
（2）您没有感冒时也会鼻塞、流鼻涕吗？	1	2	3	4	5
（3）您有因季节变化、温度变化或异味等原因而咳喘的现象吗？	1	2	3	4	5
（4）您容易过敏（对药物、食物、气味、花粉或在季节交替、气候变化时）吗？	1	2	3	4	5
（5）您的皮肤容易起荨麻疹（风团、风疹块、风疙瘩）吗？	1	2	3	4	5
（6）您因过敏出现过紫癜（紫红色瘀点、瘀斑）吗？	1	2	3	4	5
（7）您的皮肤一抓就红，并会出现抓痕吗？	1	2	3	4	5
判断结果：□是 □倾向是 □否					

气郁质

请根据近一年的体验和感觉，回答以下问题	没有 （根本不）	很少 （有一点）	有时 （有些）	经常 （相当）	总是 （非常）
（1）您感到闷闷不乐、情绪低沉吗？	1	2	3	4	5
（2）您容易精神紧张、焦虑不安吗？	1	2	3	4	5
（3）您多愁善感、感情脆弱吗？	1	2	3	4	5
（4）您容易感到害怕或受到惊吓吗？	1	2	3	4	5
（5）您胁肋部或乳房或腹部疼痛吗？	1	2	3	4	5
（6）您无缘无故叹气吗？	1	2	3	4	5
（7）您咽喉部有异物感，且吐之不出、咽之不下吗？	1	2	3	4	5
判断结果：□是 □倾向是 □否					

平和质

请根据近一年的体验和感觉，回答以下问题	没有（根本不）	很少（有一点）	有时（有些）	经常（相当）	总是（非常）
（1）您精力充沛吗？	1	2	3	4	5
（2）您容易疲乏吗？*	1	2	3	4	5
（3）您说话声音无力吗？*	1	2	3	4	5
（4）您感到闷闷不乐、情绪低沉吗？*	1	2	3	4	5
（5）您比一般人耐受不了寒冷（冬天的寒冷，夏天的冷空调、电扇）吗？*	1	2	3	4	5
（6）您能适应外界自然和社会环境的变化吗？	1	2	3	4	5
（7）您容易失眠吗？*	1	2	3	4	5
（8）您容易忘事（健忘）吗？*	1	2	3	4	5
判断结果：□是　□倾向是　□否					

（注：标有*的条目需先逆向计分，即：1→5，2→4，3→3，4→2，5→1，再用公式进行转化。）

结果判定

体质类型	条件	判定结果
平和体质	平和质转化分≥60分 其他8种体质转化分均＜30分	是
	平和质转化分≥60分 其他8种体质转化分均＜40分	基本是
	不满足上述条件者	否
偏颇体质	转化分≥40分	是
	转化分30~39分	倾向是
	转化分＜30分	否

转化分数＝〔（原始分－条目数）/（条目数×4）〕×100

图书在版编目（CIP）数据

中医妇科病诊疗经验 / 张雪娟，郝建军编著 . — 太原：山西科学技术出版社, 2024.9. — ISBN 978-7-5377-6409-4

Ⅰ .R271.1

中国国家版本馆 CIP 数据核字第 2024CE1927 号

中医妇科病诊疗经验
ZHONGYI FUKEBING ZHENLIAO JINGYAN

出 版 人	阎文凯
编 著	张雪娟　郝建军
顾 问	孙久龄
策 划 编 辑	翟　昕
责 任 编 辑	杨兴华
助 理 编 辑	文世虹
封 面 设 计	杨宇光

出 版 发 行　山西出版传媒集团·山西科学技术出版社
　　　　　　　地址：太原市建设南路 21 号　邮编：030012
编辑部电话　0351-4922078
发行部电话　0351-4922121
经 销　各地新华书店
印 刷　山西万佳印业有限公司

开 本	889mm×1194mm　1/32
印 张	7.25
字 数	175 千字
版 次	2024 年 9 月第 1 版
印 次	2024 年 9 月山西第 1 次印刷
书 号	ISBN 978-7-5377-6409-4
定 价	42.00 元